中医自学入门系列

方剂

自学入门

杨丽萍◎主编

中国医药科技出版社

内容提要

本书简述了方剂学的基本内容，包括方剂与方剂学的概念、起源与发展，以及方剂的组成、常用治法、分类、剂型、使用等，介绍了解表剂、泻下剂、和解剂等 18 类方剂。基于普遍的认知规律，每方以主治症状、病机、辨证、治法、选药与方解、配伍特点、用法与运用为线索展开，引领读者进入方剂实际活用的情境之中，另有方歌凝练重点，帮助记忆，有助于中医爱好者自学入门。

图书在版编目（CIP）数据

方剂自学入门 / 杨丽萍主编 . —北京：中国医药科技出版社，2016. 8
（中医自学入门系列）
ISBN 978−7−5067−8536−5

Ⅰ . ①方…　Ⅱ . ①杨…　Ⅲ . ①方剂学　Ⅳ . ①R289

中国版本图书馆 CIP 数据核字（2016）第 140706 号

美术编辑　陈君杞
版式设计　张　璐

出版　中国医药科技出版社
地址　北京市海淀区文慧园北路甲 22 号
邮编　100082
电话　发行：010−62227427　邮购：010−62236938
网址　www. cmstp. com
规格　710×1000mm ¹⁄₁₆
印张　15 ¾
字数　222 千字
版次　2016 年 8 月第 1 版
印次　2020 年 3 月第 3 次印刷
印刷　三河市国英印务有限公司
经销　全国各地新华书店
书号　ISBN 978−7−5067−8536−5
定价　32. 00 元

《方剂自学入门》

编　委　会

主　　编　杨丽萍

编　　委　刘晓兰　陈相春

总　前　言

　　"中医药学是中国古代科学的瑰宝，也是打开中华文明宝库的钥匙。"这是习近平总书记对中医药学的地位和作用的肯定。

　　长期以来，中医药为我国人民的繁衍昌盛做出了卓越的贡献，在群众中有着非常深厚与广泛的基础，但中医药在人们心目中的形象往往是"理论深奥，实践时间长"，"一个老头三个指头"，"疗效慢"，"服药时间长"，"天然无毒副作用"，等等。这些是不明中医药者对中医药的偏见。由于西医学对一些疾病束手无策，人们崇尚自然与健康的观念增强，人们开始将目光转向有着几千年悠久历史的中医药，渴望掌握一些中医药知识，为自己、为家人解决一些简单的健康问题。

　　中医药理论具有系统性，与我们的生活息息相关，理解应用起来比较容易，只要学习得法，在短时间内掌握中医药学知识并不是难事。对于广大群众来说，掌握一些中医药知识的最终目的并不是从事医疗工作，而是掌握一些知识来进行养生、保健，解决日常生活中遇到的简单的健康问题。根据这个需要，我们编写了"中医自学入门系列丛书"，以帮助广大读者从根本上掌握、理解、应用中医药相关知识并解决实际问题。

　　中医药的保健与治疗包括内治与外治两个方面，内治法包括理、法、方、药等，主要手段是食物与药物，外治法的基础是经络与腧穴，可以采取推拿、针灸、刮痧、拔罐等方法。故本丛书分为《中医基础知识自学入门》《中药自学入门》《方剂自学入门》《针灸自学入门》四册，涵盖了中医理、法、方、药及针灸等各个方面。本丛书编写者均为在教学、临床第一线工作十余年的教师及医师，有着深厚的理论与实践功底，了解人们的所想所需。

　　本套丛书的编写参考了多个版本的教材和相关书籍，在此一并向所参考书籍的作者表示衷心的感谢。本丛书内容全面，叙述简明，可作为广大中医爱好者和中医初学者的入门书籍。

由于编者水平有限，难免有不足之处，还请同行、专家、学者批评指正。

编　者

2016 年 5 月

编写说明

方剂是在中医基础理论指导下对疾病进行辨证、明确诊断、确定治疗方法、选择药物，酌定用量，选择剂型，按照一定的结构配伍组合而成的具有特定疗效的群药。方剂是体现中医辨证论治的主要方式之一。

方剂学是研究治法与方剂配伍规律及其临证运用的一门学科，是中医学理、法、方、药的重要组成部分，是临床辨证之后进行治疗的主要措施，是联系中医基础理论与临床的桥梁。学习方剂学不仅是对前期学习中医基础课程和中药学的总结和运用，更可以为临床课程的学习以及临床实践打下坚实的基础，由此可见学好方剂学的重要性。

《方剂自学入门》一书简明扼要地介绍了方剂的基础知识，包括方剂与方剂学的概念、起源与发展、组成、治法、分类、剂型、使用等，对方剂的学习与运用具有概括作用。同时，介绍了包括解表剂、泻下剂等在内的18类方剂，每剂述其主治症状、病机、辨证、治法、选药与方解、配伍特点、用法与运用、方歌等。

方剂不是中药的简单相加。正如徐大椿在《医学源流论·方药离合论》中所说："方之与药，似合而实离也。得天地之气，成一物之性，各有功能，可以变易气血，以除疾病，此药之力也。然草木之性，与人殊体，入人肠胃，何以能如人之所欲，以致其效？圣人为之制方，以调剂之，或用以专攻，或用以兼治，或以相辅者，或以相反者，或以相用者，或以相制者，故方之既成，能使药各全其性，亦能使药各失其性，操纵之法，有大权焉，此方之妙也。"学习方剂，不仅仅是要知道方剂由哪些药物组成，更要充分理解组方的原理、药物配伍的机制以及方剂使用的情境，要与"证"结合起来，这就需要学习者充分理解证、法、药、方之间的关系。

本书区别于其他书籍之处在于调整了方剂的学习顺序，首先分析主治症状，将其概括为一个"证"（主治），确定治法（功用），选择药物（组成），最后分析药物在方中的作用（方解）。这个学习思路属于层次递进教学法（SPL）和解决问题学习法（PBL）在方剂学习中的应用，符合人们的认知规律。学习一首方剂，就相当于诊疗一个病例，使学习者提前进入临床应用的情境，有助于学习者理解中医辨证论治的思维。

本书大多数方歌为作者自编而成，主要由方剂的组成、功用、主治构成，涵盖了一首方歌的重点，熟练背诵一首方歌就掌握了该首方歌的主要内容，实践应用表明取得了非常好的效果。

本书内容首先是继承古圣先贤的宝贵财富，其次是借鉴了现代相关教材，在此一并表示感谢！因水平有限，难免有不足之处，还请各位专家、同行批评指正。

编　者

2016 年 5 月

目　录

安宫牛黄丸　紫雪　至宝丹　小儿回春丹

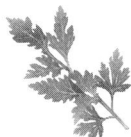

第一章　方剂的起源与发展

方剂是我们祖先经过世世代代日积月累、口尝身受，从单味药的使用发展而来的。从原始社会到秦汉时期，再到明清、近现代时期，历代医家对方剂的发展都做出了很大的贡献。在方剂学发展史上具有里程碑意义的有以下几本医籍，为我们后世学习提供了重要的依据和宝贵的财富。

《五十二病方》成书年代早于《黄帝内经》。现存医方191首，药味简单，用量粗略，剂型单调，没有方名，但却是现存医籍中最早记载方剂的医书，展现了方剂的雏形。

《黄帝内经》约成书于春秋战国时期，载方13首，剂型上已有汤、丸、散、膏、丹、酒之分，总结出有关辨证、治则、治法、组方原则、组方体例等理论，是现存最早的中医理论经典著作，为方剂学的发展奠定了理论基础。

《伤寒杂病论》为东汉时期张仲景所著，经晋王叔和整理，分为《伤寒论》《金匮要略》，共载方314首，其组方严谨，用药精当，疗效显著，创造性地融汇理、法、方、药于一体，被称为"方书之祖"，对方剂学的发展具有深远的影响。

《太平惠民和剂局方》是宋代官府药局的成药配方范本，初载方297首，后增补到788首，是我国历史上第一部由政府编制的成药药典。

《千金方》由唐代孙思邈所著，分为《备急千金要方》（成书于公元652年，载方5000余首）和《千金翼方》（成书于公元682年，载方2900余首），林亿称其"辨论精博，囊括众家"。

金元四大家亦对方剂学的发展做出了突出贡献，寒凉派刘完素著有《宣明论方》，倡导辛凉解表和泻热养阴为治疗热病的治则；攻下派张从正著有《儒门事亲》，认为凡病皆因邪而生，邪去则正安，主张以驱邪为主；补土派李杲著有《脾胃论》，治病多从脾胃论治；养阴派朱丹溪著有《丹溪心法》，认为"阳常有余，阴常不足"。

明代朱橚等人编著的《普济方》成书于公元1406年，载方61739首，是明以前方书的总集，是我国现存古籍中最大的一部方书。

其他尚有专科方剂著作，如东晋葛洪《肘后备急方》记载主要治疗中风、昏厥、溺水、外伤、中毒等突发急症的方剂，《刘涓子鬼遗方》收录和论述了治疗金创、痈疽、疥癣、汤火伤等的外科方剂，宋代钱乙著有儿科专著《小儿药证直诀》，陈自明著有妇科专著《妇人大全良方》等。

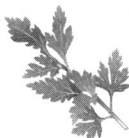

第二章　方剂的组成

一、方剂与中药的关系

组成方剂的每一味药物在方中起着特定的作用，整首方剂的功效并不是药物作用的简单相加，而是药物疗效的综合作用。正如清代医家徐大椿在《医学源流·方药离合论》中说："方之与药，似合而实离也，得天地之气，成一物之性，各有功能，可以变易血气，以除疾病，此药之力也。然草木之性，与人殊体，入人肠胃，何以能如人之所欲，以致其效？圣人为之制方，以调剂之。或用以专攻，或用以兼治，或以相辅者，或相反者，或相用者，或相制者，故方之既成，能使药各全其性，亦能使药各失其性。操纵之法，有大权焉，此方之妙也。"

二、中药的配伍

方剂组成的核心是中药的配伍，配伍是根据病情需要和用药法度，有目的地选择两种以上药物配合使用，被称为中药配伍"七情"。中药"七情"最早见于《神农本草经》："药有阴阳配合……有单行者，有相须者，有相使者，有相畏者，有相恶者，有相反者，有相杀者，凡此七情，合和视之。"后人据此把中药的配伍归纳为单行、相须、相使、相畏、相杀、相恶和相反七个方面。

药物的配伍关系可以概括为以下四个方面：一是协同作用，可以增强疗效，如相须、相使；二是能降低或消除药物的毒性或副作用，如相畏、相杀；三是相互拮抗而降低或消除原有疗效，如相恶；四是能产生毒性反应或副作用，如相反。其中，相须、相使、相畏、相杀是方剂的主要配伍关系，相恶与相反要避免应用（具体内容可参考《中药自学入门》）。

三、方剂的组方原则

方剂的组成并非随意堆砌，杂乱无章，而是遵循"依法选药，主次有序，辅反成制，方证相合"的原则，按照一定的结构配伍组合而成的。早在《素问·至真要大论》中就有论述："主病之谓君，佐君之谓臣，应臣之谓使。"后世医家对其含义做了进一步地阐明，如元代李东垣说："主病之为君，兼见何病，则以佐使药分治之，此制方之要也。"明代何柏斋说："大抵药之治病，各有所主。主治者，君也。辅治，臣也。与君药相反而相助者，佐也。引经及治病之药至病所者，使也。"据此，药物的配伍具有"君、臣、佐、使"的基本结构。

君药是方剂中针对主病或主证起主要治疗作用的药物。

臣药是辅助君药加强其治疗主病或主证作用的药物或针对重要的兼病或兼证起主要治疗作用的药物，与君药的配伍关系属相须或相使。

佐药有三种含义：一是佐助药，即配合君、臣药以加强治疗作用，或用以治疗次要兼证的药物；二是佐制药，即消除或减弱君、臣药毒性或烈性的药物；三是反佐药，依病情需要选择与君药性味相反又能起相成作用的药物，佐助、反佐药是中药相须、相使的关系，佐制是相畏或相杀的关系。

使药有两种含义：一是引经药，能引导方中药物直达病所；二是调和药，指能调和方中诸药的性能，协调诸药的相互作用，或起到矫味作用的药物。

方剂结构中，君、臣、佐、使的设定以所治病情和被选药物在方中所起的主次地位为依据。君药是方剂组成的核心部分，是必不可少的，其药味较少，药力较大，臣药一般药味较君药多，药量和药力较君药小，佐药次之，使药通常药味较少，用量较小。如《伤寒论》中的麻黄汤，由麻黄、桂枝、杏仁、甘草四味药组成。主治风寒表实证，症见恶寒发热、头疼身痛、无汗而喘、舌苔薄白、脉浮紧等。方中麻黄辛温解表，宣肺平喘，针对主证，为君药；桂枝辛温解表，通达营卫，助麻黄峻发其汗，为臣药；杏仁肃肺降气，助麻黄以平喘，为佐药；甘草调和麻黄、桂枝峻烈发汗之性，为使药。

四、方剂的组成变化

方剂的组成既有原则性，在临证时又要根据病人的性别、年龄、体质、季节、气候、病情等进行灵活变化，做到"师其法而不泥其方"。方剂的变化包括药味增减变化，药量增减变化和剂型更换变化。药味增减变化的前提是君药不变，加减方中药物；药量增减变化的前提是组成方剂的药物不变，增加或减少方中药物的用量；剂型更换变化的前提是组成方剂的药物及其配伍用量比例不变，改变药物的剂型。这些变化会使方剂的功效发生不同的变化。

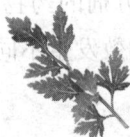

第三章　方剂的剂型与治法

一、方剂剂型

为了方便临床运用，充分发挥药物的治疗作用，降低或避免不良反应，方剂组成后，根据病情需要以及药物特点将药物制成一定的形态，称为剂型。临床常用中药剂型有汤剂、散剂、丸剂、膏剂、丹剂、酒剂、茶剂、露剂、锭剂、条剂、线剂、栓剂、冲片剂、胶囊剂、糖浆剂、口服剂等多种剂型，不同的剂型有不同的特点与适应证，选择适当的剂型对药物充分发挥疗效、为病人服务具有重要的作用。

二、常用治法

方剂的治法是在对疾病进行辨证之后所确定的治疗方法，与疾病的病位、病性密切相关，体现整首方剂的主要治疗作用。方剂与治法以及证型的关系可以概括为"方从法出，法随证立，以法统方"。

清代程钟龄在《医学心悟》中首次把治法概括为"八法"："论病之源，以内伤外感四字括之。论病之情，则以寒、热、虚、实、表、里、阴、阳八字统之。而论治病之方，则又以汗、和、下、消、吐、清、温、补八法尽之。"治法的实质是根据疾病的病位、病性确定适当的治疗方法，不是孤立的，而是配合应用。

（一）汗法

1. 定义　又称解表法，是通过发汗解表、宣肺散邪的方法，使在表的六淫之邪随汗而解的一种治法。

2. 立法依据　《素问·阴阳应象大论》："其在皮者，汗而发之。"

3. 适应证　外感表证；麻疹初起；疮疡初起；水肿、泄泻、咳嗽、疟疾等兼有表证者。

4. 分类　辛温解表，辛凉解表，扶正解表。

5. 使用注意　不可过汗，以微微汗出为度。

（二）吐法

1. 定义　即通过宣壅开郁和涌吐的作用，以祛除停留在咽喉、胸膈、胃脘的痰涎、宿食、毒物的一种治疗方法。

2. 立法依据　《素问·阴阳应象大论》："其高者，因而越之。"

3. 适应证

（1）宿食壅阻胃脘，误食毒物。

（2）痰涎阻于咽喉的喉痹。

（3）痰涎壅盛的癫狂，中风。

（4）干霍乱吐泻不得。

4. 特点　"吐法之中，汗法存焉。"

5. 使用注意

（1）易伤胃气，中病即止。

（2）体虚气弱，孕妇，妇人新产慎用。

（三）下法

1. 定义　即通过泻下通便，使积聚体内的宿食、燥屎、冷积、瘀血、水饮等有形实邪排出体外的一种治疗方法。

2. 立法依据　《素问·至真要大论》："其下者，引而竭之"；"中满者，泻之于内"。

3. 适应证

（1）燥屎内结，冷积不化。

（2）瘀血内停。

（3）宿食不消。

（4）结痰停饮。

（5）虫积。

4. 分类　寒下，温下，润下，逐水，攻补兼施。

5. 使用注意

（1）分清寒热虚实。

（2）易伤正气，中病即止。

（3）孕妇、儿童、老人及经期或大病过后要攻补兼施。

(四) 和法

1. 定义 即通过和解与调和作用，以疏解邪气、调整脏腑功能的一种治疗方法。

2. 立法依据

(1)《伤寒明理论》:"伤寒在表者，必渍形以为汗；邪气在里者，必荡涤以为利。其于不内不外，半表半里，既非发汗之所宜，又非吐下之所对，是当和解则可矣。小柴胡汤为和解表里之剂也。"

(2) 戴天章:"寒热并用之谓和，补泻和剂之谓和，表里双解之谓和，平其亢厉之谓和。"

3. 适应证 半表半里证；肝脾不和；肠胃不和；胆胃不和。

4. 分类 和解少阳，调和肝脾，调和肠胃。

(五) 温法

1. 定义 即通过温里、祛寒、回阳、通脉等作用，以消除脏腑经络的寒邪的一种治疗方法。

2. 立法依据 《素问·至真要大论》:"寒者热之"；"治寒以热"。

3. 适应证 中焦寒证；阳衰阴盛证；寒凝经脉证。

4. 分类 温中散寒，回阳救逆，温经散寒。

5. 使用注意

(1) 临床寒邪太甚而见阴盛格阳或戴阳之变，应根据"甚者从之"的原则，配伍相应的反佐法，以防拒药不纳，甚则残阳暴散的危险。

(2) 辨清寒热真假。

(3) 热证、血热妄行者忌用。

(六) 清法

1. 定义 即通过清泄气分，透营转气，凉血散血，泻火解毒等作用，以清除体内温热火毒之邪，治疗里热证的一种方法。

2. 立法依据 《素问·至真要大论》:"热者寒之"，"治热以寒"，"温者清之"。

3. 适应证 温热病，火毒证，湿热病，暑热证，虚热证。

4. 分类 清热泻火，清营凉血，清热解毒，清脏腑热，清热祛暑，清虚热。

5. 使用注意

（1）易伤胃气，胃气虚者慎用。

（2）辨清寒热虚实、真假。

（七）消法

1. 定义 即通过消食导滞和消坚散结等作用，清除体内因气、血、痰、水、虫、食等久积而成的有形之痞结癥块的一种治疗方法。

2. 立法依据 《素问·至真要大论》："坚者削之"，"留者攻之"，"结者散之"。

3. 适应证 饮食停滞，气滞血瘀，癥瘕积聚，痰饮不化，水湿停聚，疳积虫积。

4. 分类 消食剂，理气剂，理血剂，祛痰剂，祛湿剂，驱虫剂。

5. 使用注意

（1）易伤胃气，胃气虚者慎用。

（2）辨清寒热虚实、真假。

（八）补法

1. 定义 通过滋养、补益人体气血阴阳，或加强脏腑功能，以主治人体气血阴阳不足或脏腑虚弱所引起的虚证的一种方法。

2. 立法依据 "虚者补之"，"损者益之"。

3. 适应证 气血阴阳不足或脏腑虚弱所致的各种虚证。

4. 分类 补气剂，补血剂，补阴剂，补阳剂，气血双补剂，阴阳并补。

5. 使用注意 实证禁用；有外邪者禁用，以免"闭门留寇"。

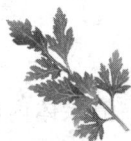

第四章 解 表 剂

重点概述

【概念】凡以解表药为主组成，具有发汗、解肌、宣肺、透邪外出等作用，主治表证的方剂，统称为解表剂，是"八法"中"汗法"的具体体现。

【适应证】

1. 表证（包括风寒表证、风热表证、正虚外感表证等）。症见恶寒发热、头身疼痛、舌淡苔白、脉浮。

2. 麻疹、疮疡、水肿、痢疾等初起兼有表证表现者。

3. 风温初起，温病邪在卫分。

【分类及代表方】

1. 辛温解表——麻黄汤、桂枝汤、九味羌活汤、小青龙汤

2. 辛凉解表——银翘散、桑菊饮、麻黄杏仁甘草石膏汤

3. 扶正解表——败毒散、参苏饮、再造散、加减葳蕤汤

【注意事项】

1. 不宜久煎（多辛散轻扬之品组方，久煎药性耗散，作用减弱）；

2. 汗出程度以遍身微汗为佳（汗出不彻病邪不解，太过则耗气伤津）；

3. 表邪未尽又见里证，或有宿疾复感外邪，一般先解表后治里，表里并重，当表里双解；

4. 外邪已入里、麻疹已透、疮疡已溃，或虚证水肿，均不宜使用。

5. 服药期间，忌辛辣、生冷、油腻食物，以免加重胃肠负担，影响药效的发挥。

第一节 辛温解表

适应证：外感风寒表证，症见恶寒发热、头痛项强、肢体酸痛、口不渴、舌苔薄白、脉浮紧或浮缓。

麻 黄 汤
《伤寒论》

【主治症状】恶寒发热，无汗而喘，头身疼痛，舌苔薄白，脉浮紧。

【病机】风寒（病性）束表（病位），营卫郁滞，肺失宣降。

【辨证】外感风寒表实证。

【治法】发汗解表，宣肺平喘。

【选药与方解】

君：麻黄9g——发汗解表，宣肺平喘。

臣：桂枝6g——发汗解肌，温经通脉。

佐：杏仁6g——降利肺气，止咳平喘。

使：甘草3g——缓和药性，调和诸药。

【配伍特点】

麻黄配伍桂枝，相须为用，发汗力较强，风寒去，营卫和。

麻黄配伍杏仁，相使为用，宣降肺气，解表平喘。

【用法与运用】

1. 煎服法 汤剂，麻黄先煎去沫，再与余药同煎，去渣，1日分2次温服，温覆取微汗，避风寒。

2. 禁忌证 发汗峻剂，体虚外感、表虚自汗及"疮家""淋家""衄家""亡血家"禁用；心脏病、高血压患者慎用。

3. 加减运用

（1）本方去桂枝，名三拗汤（《太平惠民和剂局方》），宣肺散寒。主治风寒伤肺、咳嗽气喘、鼻塞声重等。

（2）本方加白术，名麻黄加术汤（《金匮要略》），发汗散寒，祛风除湿。主治风寒湿痹初起、恶寒无汗、身体烦疼。

（3）本方去桂枝加薏苡仁，名麻黄杏仁薏苡甘草汤（《金匮要略》），发散风寒，兼祛湿热。主治风湿痹证，微有化热，周身疼痛，恶风无汗，身热，日晡所剧者。

4. 现代临床运用　普通感冒、流行性感冒、急性气管-支气管炎、支气管哮喘等属于外感风寒表实证者。

【方歌】

麻黄桂枝杏仁草，发汗解表平喘好，

外感风寒表实证，无汗身痛宣肺妙。

桂 枝 汤
《伤寒论》

【主治症状】恶风，发热，汗出，头痛，鼻鸣干呕，苔白不渴，脉浮缓。

【病机】风寒袭表（风邪为主），营卫不和。

【辨证】外感风寒表虚证。

【治法】解肌发表，调和营卫。

【选药与方解】

君：桂枝 9g——解肌散寒，扶助卫阳。

臣：白芍 9g——敛营养阴。

佐：生姜 9g——助桂枝发汗，温胃止呕。

　　大枣 3g——助白芍益阴，补脾益气。

佐使：甘草 6g——调和药性；合桂枝辛甘化阳，合白芍酸甘化阴。

【配伍特点】

桂、芍相配，散中寓收，调和营卫。

姜、枣升腾脾胃之气，助桂、芍调和营卫。

【用法与运用】

1. 煎服法　水煎分 2 次温服，服后啜热稀粥或喝少量热开水，冬季盖被保暖，以助药力，令取微汗。若服后汗出病瘥，不必尽剂；若不汗，照前法再服。

2. 禁忌证 对于表实无汗、表寒里热而无汗烦躁者及温病初起、中焦湿热等证，本方不宜。

3. 加减运用

（1）本方芍药加倍，名桂枝加芍药汤（《伤寒论》），温脾和中，缓急止痛。主治太阳病误下伤中，土虚木乘之腹痛。

（2）本方加葛根，名桂枝加葛根汤（《伤寒论》），解肌舒筋。主治风寒客于太阳经脉，营卫不和，症见项背强而不舒。

4. 现代临床运用 感冒、流行性感冒、原因不明的低热、荨麻疹、皮肤瘙痒、产后或病后低热等属营卫不和者。

【方歌】

桂枝芍药草枣姜，外感风寒表虚上，

解肌发表调营卫，恶风汗出头痛方。

九味羌活汤

《此事难知》

【主治症状】恶寒发热，无汗，头痛项强，肢体酸楚疼痛，口苦微渴，舌苔白或微黄，脉浮。

【病机】外感风寒湿邪，内有蕴热。

【辨证】外感风寒湿邪，兼有里热证。

【治法】发汗祛湿，兼清里热。

【选药与方解】

君：羌活9g——祛风散寒除湿。

臣：防风9g，苍术9g——祛风散寒除湿。

佐：细辛3g，川芎6g，白芷6g——散风寒，行气血。

黄芩6g，生地6g——清泄里热，防辛温香燥药伤津。

佐使：甘草6g——调和诸药。

【配伍特点】

1. 辛散药和清热药结合运用。汗、清二法合施，使温散而不致助热，清热而不凉遏表邪。

2. 体现了"分经论治"的思想。

【用法与运用】

1. 煎服法　汤剂，水煎服，1日2次。

2. 禁忌证　总属辛温燥烈之剂，故风热表证及阴虚内热者不宜使用。

3. 加减运用　湿重胸满者，去滋腻之生地黄，加枳壳、厚朴行气化湿；里热盛而烦渴者，加石膏、知母清热除烦止渴。

4. 现代临床运用　感冒、急性肌炎、风湿性关节炎、偏头痛、腰肌劳损等病症属于外感风寒湿邪，兼有里热者。

【方歌】

九味羌活防地草，白芷细辛芩苍芎，

发汗祛湿清里热，外风寒湿内热好。

小青龙汤
《伤寒论》

【主治症状】恶寒发热，头痛身痛无汗，咳喘，痰涎清稀量多，甚或喘咳不得平卧，或身体疼痛，或头面四肢浮肿，苔白滑，脉浮紧。

【病机】素有痰饮，外感风寒，外寒引动内饮。

【辨证】外寒内饮证。

【治法】解表散寒，温肺化饮。

【选药与方解】

君：麻黄9g，桂枝9g——发散风寒，宣畅肺气。（麻黄利水消肿，桂枝化气利水。）

臣：干姜6g，细辛3g——温肺化饮，助君解表。

佐：芍药9g——敛阴，防过汗伤正。

五味子6g——敛肺气，防肺气耗散。

半夏9g——燥湿化痰。

佐使：甘草6g——益气和中，调和药性。

【配伍特点】

1. 散中有收。以麻黄、桂枝散在表之风寒，配白芍酸寒敛阴，制约麻、桂而使散中有收。

2. 开中有合。以干姜、细辛、半夏温化在肺之痰饮，配五味子敛肺止咳，使开不伤正,合不留邪。

【用法与运用】

1. 煎服法 汤剂,水煎服,1 日 2~3 次。

2. 禁忌证 阴虚干咳无痰或痰热者不宜。

3. 加减运用 兼热象而出现烦躁者,加生石膏、黄芩以清解郁热;口渴者,去温燥之半夏,加天花粉、芦根清热生津止渴;喘者,加杏仁、射干以降肺平喘。

4. 现代临床运用 慢性气管炎急性发作、支气管哮喘、肺炎、百日咳、肺源性心脏病、过敏性鼻炎、卡他性眼炎、卡他性中耳炎等属外寒内饮者。

【方歌】

小青龙汤桂芍麻,姜辛夏味甘草加,

风寒外束内停饮,解表散寒肺饮夸。

【附方】

1. 大青龙汤 (《伤寒论》)

组成:麻黄去节,六两 (12 g),桂枝去皮,二两 (6g),甘草炙,二两 (6g),杏仁去皮尖,四十枚 (6g),石膏如鸡子大,碎 (12g),生姜切,三两 (9g),大枣十二枚 (3g)。

用法:上七味,水煎温服,取微汗。

功用:发汗解表,兼清里热。

主治:外感风寒,里有郁热证。恶寒发热,头身疼痛,无汗,烦躁,口渴,脉浮紧。

2. 射干麻黄汤 (《金匮要略》)

组成:射干十三枚 (9g),麻黄四两 (9g),生姜四两 (6g),细辛三两 (6g),紫菀三两 (6g),款冬花三两 (6g),大枣七枚 (3 枚),半夏大者,洗,半升 (9g),五味子半升 (3g)。

用法:上九味,以水一斗二升,先煮麻黄两沸,去上沫,纳诸药,煮取三升,分温三服。

功用:宣肺祛痰,下气止咳。

主治:痰饮郁结,气逆喘咳证。咳而上气,喉中有水鸣声者。

止 嗽 散
《医学心悟》

【主治症状】咳嗽咽痒，咯痰不爽，或微有恶风发热，舌苔薄白，脉浮缓。

【病机】风邪犯肺，肺失宣降。

【辨证】风邪犯肺证。

【治法】宣利肺气，疏风止咳。

【选药与方解】

君：紫菀 9g，百部 9g——止咳化痰，新久咳嗽皆可。

臣：桔梗 9g——善于开宣肺气。

　　白前 9g——长于降气化痰。

　　二者宣降相合，恢复肺之宣降，增强止咳化痰之力。

佐：荆芥 9g——疏风解表，祛在表之余邪。

　　陈皮 6g——理气化痰，均为佐药。

使：甘草 3g——调和诸药，合桔梗利咽止咳。

【配伍特点】温而不燥，润而不腻；散寒不助热，解表不伤正。

【用法与运用】

1. 煎服法 共为末，每次 6~9g，温开水或姜汤送下；或作汤剂，水煎服，用量按原方比例酌减。

2. 禁忌证 阴虚干咳无痰或痰热者不宜使用。

3. 加减运用 头痛鼻塞、恶寒发热等表证较重者，加防风、紫苏、生姜以解表散邪；湿痰涎稠黏者，加半夏、茯苓、桑白皮以除湿化痰；干咳无痰者，加瓜蒌、贝母、知母以润燥化痰。

4. 现代临床运用 上呼吸道感染、支气管炎、百日咳等属表邪未尽，肺气失宣者。

【方歌】

　　止嗽紫部荆白前，陈皮桔梗甘草煎，

　　宣肺利气疏风咳，风邪犯肺咳嗽痊。

【附方】

金沸草散（《博济方》）

组成：旋覆花三两（90g），麻黄去节，三两（90g），前胡三两（90g），荆芥穗四两（120g），甘草炙，一两（30g），半夏洗净，姜汁浸，一两（30g），赤芍药一两（30g）。

用法：上为末，每服二钱（6g），水一盏，加生姜、大枣，同煎至六分，热服。

功用：发散风寒，降气化痰。

主治：伤风咳嗽。恶寒发热，咳嗽痰多，鼻塞流涕，舌苔白腻，脉浮。

香 苏 散
《太平惠民和剂局方》

【主治症状】恶寒身热，头痛无汗，胸脘痞闷，不思饮食，舌苔薄白，脉浮。

【病机】外感风寒，内兼气滞。

【辨证】外感风寒，气郁不疏证。

【治法】疏散风寒，理气和中。

【选药与方解】

君：苏叶120g——辛温发表散寒，理气宽中。

臣：香附120g——辛苦甘平，行气开郁。

君臣相合，苏叶得香附之助，则调畅气机之功益著；香附借苏叶之升散，则能上行外达以祛邪。

佐：陈皮30g——理气燥湿，化湿浊以行津液。

使：甘草60g——健脾和中，调和药性。

【配伍特点】解表与理气并行，则表邪解痞闷除。

【用法与运用】

1. 用法 汤剂，水煎服，用量按原方比例酌减，1日2~3次。

2. 加减运用 风寒表证较重，加葱白、生姜、荆芥等以加强发汗解表的作用；气郁较甚，胸胁胀痛，脘腹胀满者，加柴胡、厚朴、大腹皮等以加强行气解郁之力；湿浊较重，胸闷，不思饮食，苔白腻者，加藿香、厚朴、半夏等以化湿运脾；兼咳嗽有痰者，加苏子、桔梗、半夏等以降气化痰止咳。

3. 现代临床运用　胃肠型感冒属外感风寒兼气机郁滞者。

【方歌】

香苏散内草陈皮，疏散风寒又理气，

外感风寒兼气滞，寒热无汗胸脘痞。

【附方】

1. 香苏葱豉汤　（《重订通俗伤寒论》）

组成：制香附一钱半至二钱（4.5～6g），新会皮一钱半至二钱（4.5～6g），鲜葱白二三枚（3枚），紫苏一钱半至三钱（4.5～9g），清炙草六分至八分（2～2.5g），淡香豉三钱至四钱（9～12g）。

用法：水煎服。

功用：发汗解表，调气安胎。

主治：妊娠伤寒。恶寒发热，无汗，头身痛，胸脘痞闷，苔薄白，脉浮。

2. 加味香苏散（《医学心悟》）

组成：紫苏叶一钱五分（5g），陈皮、香附各一钱二分（各4g），甘草炙，七分（2.5g），荆芥、秦艽、防风、蔓荆子各一钱（各3g），川芎五分（1.5g），生姜三片。

用法：上锉一剂，水煎温服，微覆似汗。

功用：发汗解表，理气解郁。

主治：外感风寒，兼有气滞证。头痛项强，鼻塞流涕，身体疼痛，发热恶寒或恶风，无汗，胸脘痞闷，苔薄白，脉浮。

第二节　辛凉解表

适应证：外感发热或温度初起的表证。症见发热头痛，咽痛，咳嗽，口渴，舌尖红，苔薄黄，脉浮数等。

银 翘 散
《温病条辨》

【主治症状】发热，微恶风寒，头痛，口渴，咽痛，咳嗽，无汗或有汗不畅，舌尖红，苔薄白或薄黄、脉浮数。

【病机】温热邪气初犯肺卫。

【辨证】温病初起或风热表证。

【治法】辛凉透表，清热解毒。

【选药与方解】

君：银花 15g，连翘 15g——轻清透表，清热解毒。

臣：牛蒡子 6g，薄荷 6g——疏散风热，清利咽喉。

荆芥穗 4g，淡豆豉 5g——辛温开腠散邪。

佐：桔梗 6g——宣肺利咽止咳。

竹叶 4g，芦根——清热生津。

佐使：生甘草 5g——清热解毒，调和药性。

【配伍特点】

辛凉为主，辛温为辅。即辛凉之中配伍少量辛温之品，利于发表透邪，又不违背辛凉之本意。

解表为主，解毒、辟秽为辅。即疏散风邪与清热解毒、芳香辟秽之品相配，成清疏兼顾之剂。

【用法与运用】

1. 煎服法 散剂，共为粗末，以新鲜芦根煎汤代水煎服，1 日 2~3 次。

2. 禁忌证 外感风寒及湿热病初起者禁用。

3. 加减运用 咽喉肿痛加马勃、玄参解毒消肿；咳嗽加杏仁降肺气；胸闷加藿香、郁金芳香化湿辟秽。

4. 现代临床运用 流行性感冒、急性扁桃体炎、急性上呼吸道感染、乙型脑炎、腮腺炎等辨证属于风热表证者。

【方歌】

银翘荆芥豉薄荷，芦根桔竹上焦病，

辛凉透表清热毒，温病初起煮勿过。

桑 菊 饮
《温病条辨》

【主治症状】咳嗽，身热不甚，口微渴，舌苔薄白，脉浮数。

【病机】外感风温袭肺，肺失清肃。

【辨证】风温初起证。

【治法】疏风清热，宣肺止咳。

【选药与方解】

君：桑叶 7.5g，菊花 3g——疏散上焦风热。

臣：薄荷 2.5g——疏散风热。

桔梗 6g，杏仁 6g——助君药祛邪，宣肺止咳。

佐：连翘 5g——透邪清热。

芦根 6g——清热生津止渴。

使：生甘草 2.5g——调和诸药。

【配伍特点】轻清宣散，疏散风热以清头目；辛苦宣降，理气肃肺以止咳嗽。

【用法与运用】

1. 煎服法 水煎服，1 日 2 次。

2. 禁忌证 风寒咳嗽者不宜。

3. 加减运用 气粗似喘，加石膏、知母；咳嗽痰黄，加黄芩、桑白皮清泻肺热；痰中有血丝者，加白茅根、藕节、丹皮凉血止血。

4. 现代临床运用 流行性感冒、急性扁桃体炎、急性上呼吸道感染、急性支气管炎等属于风热犯肺轻症者。

【方歌】

桑菊饮中桔杏翘，芦根甘草薄荷绕，

疏风清热兼宣肺，风温咳嗽服之消。

麻黄杏仁甘草石膏汤
《伤寒论》

【主治症状】身热不解，咳逆气急，甚则鼻扇，口渴，有汗或无汗，苔薄白或黄，脉浮而数。

【病机】 表邪入里化热，壅遏于肺，肺失宣降。

【辨证】 外感风热，肺热咳喘证。

【治法】 辛凉宣泄，清肺平喘。

【选药与方解】

君：麻黄 9g——宣肺平喘，兼散表邪。

石膏 18g——清泻肺热，兼透热生津。

臣：杏仁 9g——苦降肺气，止咳平喘。

佐使：甘草 6g——益气和中，调和诸药。

【配伍特点】 麻黄与石膏相伍，石膏用量倍于麻黄，宣肺而不助热，清肺而不留邪。解表与清肺并用，以清为主；宣肺与降气结合，以宣为主。

【用法与运用】

1. 煎服法 汤剂，水煎服，1 日 2 次。

2. 禁忌证 风寒咳嗽者不宜。

3. 加减运用

（1）高热口渴汗出、苔黄者，加知母、黄芩清泻肺热；气急喘粗者，加葶苈子、桑白皮肃降肺气；痰黄稠者，加瓜蒌、鱼腥草、浙贝清热化痰。

（2）本方去杏仁，加生姜、大枣，名为越婢汤（《金匮要略》），功用发汗利水。主治风水，症见全身皆肿、恶风、脉浮、不渴、自汗出。

4. 现代临床运用 上呼吸道感染、急性支气管炎、支气管肺炎、大叶性肺炎、支气管哮喘、麻疹合并肺炎等属于表证未解、热邪壅肺者。

【方歌】

麻杏甘草石膏汤，风热肺热咳喘良，

宣肺清热又平喘，辛凉重剂为此方。

柴葛解肌汤
《伤寒六书》

【主治症状】 恶寒渐轻，身热增盛，无汗头痛，目疼鼻干，心烦不眠，咽干耳聋，眼眶痛，舌苔薄黄，脉浮微洪。

【病机】 太阳风寒未解，而又化热入里。

【辨证】 外感风寒，郁而化热证。

【治法】解肌清热。

【选药与方解】

君：葛根9g——辛能外透肌热，凉能内清郁热。

柴胡6g——疏畅气机，又助葛根外透郁热。

臣：羌活3g，白芷3g——助君药辛散发表，并止诸痛。

黄芩6g，石膏12g——清泄里热。

佐：桔梗3g——宣畅肺气，以利解表。

白芍6g，大枣2枚——敛阴养血，防止疏散太过而伤阴。

生姜3片——发散风寒。

使：甘草3g——调和诸药。

【配伍特点】葛根配白芷、石膏，清透阳明之邪热；柴胡配黄芩，透解少阳之邪热；羌活发散太阳之风寒，如此配合，三阳兼治，治阳明为主。温清并用，侧重于辛凉清热；表里同治，侧重于疏泄透散。

【用法与运用】

1. 煎服法 汤剂，加生姜3片，大枣2枚，石膏12g，水煎温服。

2. 禁忌证 里热而见阳明腑实（大便秘结不通）者，不宜使用。

3. 加减运用 无汗而恶寒甚者，去黄芩，加麻黄增强发散表寒之力，夏秋之际可以苏叶代之；热邪伤津而见口渴者，加天花粉、知母以清热生津；恶寒不明显而里热较甚，见发热重、烦躁、舌质偏红者，加银花、连翘，并重用石膏以加强清热之功。

4. 现代临床运用 感冒、流行性感冒、牙龈炎、急性结膜炎等属外感风寒、邪郁化热者。

【方歌】

陶氏柴葛解肌汤，邪在三阳热势张，

芩芍桔草姜枣芷，羌膏解表清热良。

第三节 扶正解表

适应证：正虚外感。

败 毒 散
《小儿药证直诀》

【主治症状】 憎寒壮热，头项强痛，肢体酸痛，无汗，鼻塞声重，咳嗽有痰，胸膈痞满，舌淡苔白，脉浮而按之无力。

【病机】 正气素虚，又外感风寒湿邪，表阳被遏，肺气失宣。

【辨证】 气虚外感风寒湿表证（气虚感冒）。

【治法】 益气解表，散寒祛湿。

【选药与方解】

君：羌活 15g，独活 15g——发散全身风寒湿邪，通络止痛。

臣：川芎 15g——祛风行血，宣痹止痛。

柴胡 15g ——辛散解肌，助君宣散外邪。

佐：枳壳 15g，桔梗 15g，前胡 15g，茯苓 15g——宣降肺气，化痰止咳。

人参 15g——扶正祛邪，散中有补，防邪复犯。

生姜 3 片，薄荷 2g——解表散邪。

佐使：甘草 15g——益气补中，调和药性。

【配伍特点】 邪正兼顾，祛邪为主。以大队祛风散寒除湿之品，配伍小量补气药，祛邪不伤正，扶正不留邪。

【用法与运用】

1. 煎服法 汤剂，加生姜 3 片，薄荷 2g，水煎服，1 日 2 次。

2. 禁忌证 外感风热，邪已入里化热，及阴虚外感、湿热痢疾者忌用。

3. 加减运用

（1）肢体酸楚疼痛明显，加威灵仙、桑枝、防风祛风除湿通络；风疹，加蝉蜕、苦参清热除湿止痒；咳嗽痰多，加杏仁、白前止咳化痰。

（2）本方去人参、生姜、薄荷，加荆芥、防风，名为荆防败毒散（《摄生众妙方》），功用发汗解表，消疮止痛。主治疮肿初起，症见红肿疼痛、恶寒发热、无汗不渴、苔薄白、脉浮数。

4. 现代临床运用 感冒、流行性感冒、支气管炎、风湿性关节炎、痢疾、过敏性皮炎、湿疹等属外感风寒湿邪兼气虚者。

【方歌】

败毒姜荷草苓芎，羌独柴前枳桔中，

气虚外感风寒湿，散寒除湿益气功。

参 苏 饮

《太平惠民和剂局方》

【主治症状】恶寒发热，无汗，头痛，鼻塞，咳嗽痰白，胸脘满闷，倦怠无力，气短懒言，苔白脉弱。

【病机】素体脾肺气虚，内有痰湿，复感风寒。

【辨证】气虚外感风寒，内有痰湿。

【治法】益气解表，理气化痰。

【选药与方解】

君：苏叶 6g——发散表邪，宣肺止咳，行气宽中。

臣：葛根 6g——解肌发汗。

人参 6g——益气健脾。

苏叶、葛根得人参相助，则无发散伤正之虞。

佐：半夏 6g，前胡 6g，桔梗 4g——止咳化痰，宣降肺气。

木香 4g，枳壳 4g，陈皮 4g——理气宽胸，醒脾畅中。

茯苓 6g——健脾渗湿以助消痰。

使：甘草 4g——补气安中，兼和诸药。

少量生姜、大枣协苏、葛解表，合参、苓、草能益脾。

【配伍特点】散补并行，则散邪不伤正，补不留邪；气津并调，使气行痰消，津行气畅。

【用法与运用】

1. 煎服法 汤剂，加生姜 7 片，大枣 1 枚，水煎温服，每日 2 次。

2. 加减运用 恶寒发热、无汗等表寒证重者，将荆芥、防风易葛根；头痛甚者，加川芎、白芷、藁本以解表止痛；气滞较轻者，去木香以减行气之力。

3. 现代临床运用 感冒、上呼吸道感染等属气虚外感风寒兼有痰湿者。

【方歌】

参苏饮内用陈皮，枳壳前胡半夏汇，

干葛木香甘桔茯，气虚外感最相宜。

再 造 散
《伤寒六书》

【主治症状】恶寒发热，热轻寒重，无汗肢冷，倦怠嗜卧，面色苍白，语声低微，舌淡苔白，脉沉无力或浮大无力。

【病机】素体阳气虚弱，外感风寒。

【辨证】阳虚外感风寒表证。

【治法】助阳益气，解表散寒。

【选药与方解】

君：黄芪6g，人参3g，附子3g——补元气，固肌表，助阳气。

臣：桂枝3g，细辛2g——辛温通阳以解表邪。

佐：羌活3g，川芎3g，防风3g——辛温发散，助臣药解表散邪。

赤芍3g——泄热行血。

煨生姜，大枣2枚——温胃滋脾，调和营卫。

使：甘草1.5g——调和安中。

【配伍特点】扶正不留邪，发汗不伤正。

【用法与运用】

1. 煎服法 汤剂，加大枣2枚，赤芍3g，水煎温服，每日2次。

2. 禁忌证 血虚外感或湿温初起者，不宜使用。

3. 现代临床运用 老年人感冒、风湿性关节炎等证属阳虚外感风寒者。

【方歌】

再造散用参芪甘，桂附羌防芎芍含，

细辛煨姜大枣入，阳虚外感服之安。

加减葳蕤汤
《重订通俗伤寒论》

【主治症状】头痛身热，微恶风寒，无汗或有汗不多，咳嗽，心烦，口渴，咽干，舌红，脉数。

【病机】阴虚之体外感风热。

【辨证】素体阴虚，外感风热证。

【治法】滋阴解表。

【选药与方解】

君：葳蕤（玉竹）9g——味甘性寒，润肺养胃，清热生津。

薄荷5g——辛凉，疏散风热，清利咽喉。

臣：葱白6g，淡豆豉9g——解表散邪。

佐：白薇3g——善于清热而不伤阴，阴虚有热者甚宜。

桔梗5g——宣肺止咳。

大枣2枚——甘润养血。

使：甘草1.5g——调和药性。

【配伍特点】发汗不伤阴，滋阴不碍邪。

【用法与运用】

1. 煎服法 汤剂，水煎温服，每日2次。

2. 禁忌证 外感表证而无阴虚者，不宜使用。

3. 加减运用 表证较重，加防风、葛根以祛风解表；咳嗽咽干、咯痰不爽者，加牛蒡子、瓜蒌皮以利咽化痰；心烦口渴较甚，加竹叶、花粉以清热生津除烦。

4. 现代临床运用 老年人及产后感冒、急性扁桃体炎、咽炎等属阴虚外感者。

【方歌】

加减葳蕤用白薇，豆豉生姜桔梗随，

草枣薄荷八味共，滋阴发汗功可慰。

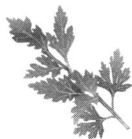

第五章 泻 下 剂

重点概述

【概念】凡以泻下药为主组成，具有通便、泄热、攻积、逐水等作用，治疗里实证的方剂，统称为泻下剂。

【适应证】

里实证（包括停痰、积饮、瘀血、宿食、燥屎、虫积等诸多有形之邪引起的病证）。

【分类及代表方】

寒下——大承气汤、大黄牡丹汤。

温下——大黄附子汤、温脾汤。

润下——麻子仁丸。

逐水——十枣汤。

攻补兼施——黄龙汤、增液承气汤。

【注意事项】

1. 用于表证已解、里实已成之时。若表证未解而里实已成，当权衡后先解表后攻里，或表里双解。

2. 年老体虚、新产血亏、病后津伤者，虽有大便秘结，亦不可专事攻下，或先予攻下兼顾其虚，或攻补兼施，虚实兼顾。

3. 服药期间注意调理饮食，少食或忌食油腻或不易消化的食物，以免影响脾胃功能。

4. 易伤胃气，得效即止，慎勿过剂。孕妇当慎用，以防堕胎。

5. 饮食当以软、温热、清淡为宜。

第一节 寒 下

适应证：里热与积滞互结之实证(包括燥屎、瘀血、水饮、宿食等)。

临床表现：大便秘结、腹满或胀或痛，甚或潮热，苔黄、脉实等。

大 承 气 汤

《伤寒论》

【主治症状】 自觉胸脘闷塞不舒（痞）；脘腹胀满，按之有抵抗感（满）；肠中燥屎干结不下，舌苔黄燥（燥）；腹痛拒按，大便不通，脉实有力（实）。

【病机】 热实互结于胃肠。

【辨证】 阳明腑实证。热结旁流证（热结为本质，旁流为假象），里热实证之热厥、痉病或发狂等。

【治法】 峻下热结。

【选药与方解】

君：大黄 12g——泄热通便，荡涤肠胃。

臣：芒硝 6g——泄热通便，软坚润燥。二者相须配伍，峻下热结。

佐：厚朴 24g，枳实 12g——行气散结，消痞除满，助硝黄推荡积滞，加速排泄。

【配伍特点】 泻下与行气并用。

【用法与运用】

1. 煎服法 汤剂，先煮厚朴、枳实，后下大黄，最后溶入芒硝，每日 2 次。

2. 禁忌证 气虚阴亏，燥热不甚者慎用；年老、体弱者及孕妇慎用。

3. 加减运用

（1）本方去芒硝，名为小承气汤（《伤寒论》）。功用轻下热结。主治阳明腑实轻证。

（2）本方去枳实、厚朴加甘草，名为调胃承气汤（《伤寒论》）。功用缓下热结。主治阳明腑实胃肠燥热证。

4. 现代临床运用 急性单纯型肠梗阻、粘连性肠梗阻、蛔虫性肠梗阻、急性胆囊炎，急性胰腺炎等见便秘、苔黄、脉实者，以及某些热性病过程中出现高热、神昏谵语、惊厥、发狂等阳明腑实证者。

【比较】

三承气汤三方均有大黄，均有泻下热结的作用，均可治疗阳明腑实证。

大承气汤中硝、黄、枳、朴并用，且厚朴量倍于大黄，而大黄后下，泻下与行气并重。其功峻下热结，主治痞满燥实，四证俱备之阳明腑实证。

小承气汤无芒硝，厚朴量为大黄之半，且三药共煎，泻下热结之力较大承气汤为弱，为轻下热结。主治痞满实而不燥之阳明腑实轻证。

调胃承气汤虽有硝黄，但无枳、朴，并加入甘草，且大黄与甘草同煎，泻下热结之力较大承气汤为弱，其功缓下热结，主治燥实而无痞满之阳明腑实证。

【方歌】

大承枳厚硝大黄，阳明腑实厥惊狂，

泻下热结急存阴，痞满燥实抽薪方。

大黄牡丹汤

《金匮要略》

【主治症状】右下腹疼痛拒按，或右足屈而不伸，伸则疼甚，甚则局部肿痞，或时有发热，自汗恶寒，舌苔薄腻而黄，脉滑数。

【病机】湿热郁蒸，气血凝滞，结于肠中，肠络不通。

【辨证】肠痈初起。

【治法】泄热破瘀，散结消肿。

【选药与方解】

君：大黄 12g——泄肠中湿热郁结，祛肠中稽留之瘀血。

　　桃仁 12g——破血散瘀，助通下。二药合用为君药，泄热化瘀解毒。

臣：芒硝9g——软坚散结，助大黄泻下。

丹皮9g——凉血祛瘀。二药合用为臣药。

佐使：冬瓜子30g——清肠中湿热，排脓消痈。

【配伍特点】 泻下、清利与破瘀并用。

【用法与运用】

1. 煎服法 诸药先煎，去渣，再入芒硝，顿服。

2. 禁忌证 肠痈已溃、重型急性化脓性或坏疽性阑尾炎、阑尾炎合并腹膜炎、婴儿急性阑尾炎等禁用。老人、孕妇、产后或体弱者慎用。

3. 加减应用 热毒较重者，加蒲公英、金银花、紫花地丁、败酱草，以加强清热解毒之力；血瘀较重者，加赤芍、乳香、没药以活血祛瘀。

4. 现代临床应用 急性单纯性阑尾炎属于实热血瘀者，亦可用于妇科急性盆腔炎等。

【方歌】

大黄牡丹桃瓜芒，湿热蕴蒸苔腻黄，

泄热破瘀少腹痛，散结消肿肠痈方。

【附方】

1. 清肠饮（《辨证录》）

组成：银花三两（90g），当归二两（60g），地榆一两（30g），麦冬一两（30g），玄参一两（30g），生甘草三钱（10g），薏苡仁五钱（15g），黄芩二钱（6g）。

用法：水煎服。

功用：活血解毒，滋阴泻火。

主治：大肠痈。肠痈屡发，毒甚，且伴口干、舌红少津等阴伤表现者。

2. 阑尾化瘀汤（《新急腹症学》）

组成：银花、川楝子各15g，大黄后下、牡丹皮、桃仁、延胡索、木香各9g。

用法：水煎服。

功用：行气活血，清热解毒。

主治：瘀滞型阑尾炎初期。发热，脘腹胀闷，腹痛，右下腹局限性压痛，反跳痛；或阑尾炎症消散后，热象不显著，而见脘腹胀闷、嗳气纳呆。

3. 阑尾清化汤（《新急腹症学》）

组成：银花、蒲公英、牡丹皮、大黄、川楝子、赤芍、桃仁、生甘草。

用法：水煎服。

功用：清热解毒，行气活血。

主治：急性阑尾炎蕴热期，或脓肿早期，或轻型腹膜炎。低热，或午后发热，口干渴，腹痛，便秘，尿黄。

4. 阑尾清解汤 （《新急腹症学》）

组成：金银花 60g，大黄 25g，冬瓜仁、蒲公英各 30g，牡丹皮 15g，川楝子、生甘草各 10g，木香 6g。

用法：水煎服。

功用：清热解毒，攻下散结，行气活血。

主治：急性阑尾炎热毒期。发热恶寒，面红目赤，唇干舌燥，口渴欲饮，恶心呕吐，腹痛拒按，腹肌紧张，有反跳痛，大便秘结，舌质红，苔黄燥或黄腻，脉洪大滑数。

第二节　温　下

适应证：因寒成结之里实证。症见大便秘结，脘腹胀满，腹痛喜温，手足不温，脉沉紧等。

大黄附子汤

《金匮要略》

【主治症状】便秘腹痛，胁下偏痛，发热，手足不温，舌苔白腻，脉弦紧。

【病机】里寒积滞内停，阳气不运。

【辨证】寒积里实证。

【治法】温里散寒，通便止痛。

【选药与方解】

君：附子 9g ——温里散寒，止腹痛。

　　大黄 9g ——泻下通便。

　　二药合用为君药则寒积可去，同时元阳又不致随攻下而脱。

臣：细辛 3g——辛散温通，散寒止痛。

助附子温里散寒止痛，为臣佐药。

【配伍特点】体现"去性取用"，用附子温阳祛寒以治本，制约大黄之寒性，取其泻下之力，以达到温里通下之功效。

【用法与运用】

1. 煎服法 汤剂，水煎服，每日 2~3 次。

2. 加减运用 腹痛甚喜温者，加肉桂；腹部胀满，加厚朴、木香行气导滞。

3. 现代临床应用 多用于胆囊炎、阑尾炎、慢性痢疾、急性肠梗阻等属于寒积者。

【方歌】

大黄附子细辛方，温里散寒通便强，

寒积里实便秘证，手足不温腹痛康。

温 脾 汤
《备急千金要方》

【主治症状】腹痛便秘，脐下绞结，绕脐不止；手足不温，苔白不渴，脉沉弦而迟。

【病机】脾阳（气）不足，运化失常；或又食生冷，阻于肠间。

【辨证】脾阳不足，冷积内停（阳虚寒积证）。

【治法】攻下寒积，温补脾阳。

【选药与方解】

君：附子 6g——温补脾阳，祛除寒邪。

　　大黄 15g——荡涤泻下，攻逐积滞。

臣：芒硝 6g，当归 9g——润肠软坚，助大黄泻下攻积。

　　干姜 9g——温中助阳，助附子温阳祛寒。

佐：人参 6g，甘草 6g——益气补脾。

使：甘草 6g——调和药性。

【配伍特点】温通、泻下与补益三法兼备，寓温补于攻下之中，具有温阳以祛寒、攻下不伤正之特点。

【用法与运用】

1. 煎服法 汤剂，水煎服，1 日 2~3 次。

2. 加减运用 腹中胀痛，加厚朴、木香；腹中冷痛，加肉桂、吴茱萸。

3. 现代临床应用 急性单纯性肠梗阻或不全梗阻等属于中阳虚寒、冷积内阻者。

【方歌】

温脾附子与干姜，人参归草硝大黄，

阳虚阴盛便秘证，攻下寒积温脾阳。

三物备急丸
《金匮要略》

【主治症状】猝然心腹胀痛，痛如锥刺，气急口噤，大便不通。

【病机】过食寒凉之品或暴饮暴食后，复感寒邪，寒邪积滞阻于胃肠，使气机闭阻，甚至逆乱。

【辨证】寒实腹痛。

【治法】攻逐寒积。

【选药与方解】

君：巴豆30g——辛热峻下，"荡涤脏腑，开通闭塞"。

臣：干姜30g——温中祛寒。

佐使：大黄30g——荡涤肠胃积滞。

【用法与运用】

1. 煎服法 上药为散，每服 0.3~1.5g，米汤或温开水送服，或作丸剂。

2. 禁忌证 孕妇、年老体弱及暑热时疫致心腹猝痛者忌用。

3. 现代临床应用 食物中毒、急性单纯性肠梗阻属于寒实内结者。

【方歌】

三物备急巴豆研，干姜大黄不需煎，

猝然腹痛因寒积，速投此方急救先。

第三节 润 下

适应证：肠燥便秘之证。多因热邪伤津，或素体火盛，肠胃干燥；肾阳不足，或病后肾虚，关门不利。

麻子仁丸
《伤寒论》

【主治症状】大便秘结，小便频数，舌苔微黄，脉细涩。

【病机】肠胃燥热，津液不足。

【辨证】肠胃燥热之便秘证。

【治法】润肠泄热，行气通便。

【选药与方解】

君：火麻仁 20g——润肠通便。

臣：杏仁 10g——降气润肠。

白芍 9g——养血敛阴，柔肝理脾。

佐：枳实 9g，厚朴 9g——下气破结。

大黄 12g——通便泄热。

使：蜂蜜——润燥滑肠，调和药性。

【配伍特点】攻润结合，下不伤正，润而不腻。

【用法与运用】

1. 煎服法 丸剂，每服 10 小丸。渐加，以知为度（意在缓下，实属润肠通便为主之剂）。

2. 禁忌证 孕妇慎用。

3. 加减运用 痔疮便秘者，可加桃仁、当归以养血和血，润肠通便；痔疮出血，属胃肠燥热者，加槐花、地榆以凉血止血；燥热伤津较甚者，可加生地、玄参、石斛以增液通便。

4. 现代临床应用 虚人及老人肠燥便秘、习惯性便秘、产后便秘、痔疮术后便秘等属胃肠燥热者。

【方歌】

麻子杏仁芍大黄，厚朴枳实蜜润肠，

泄热行气又通便，肠胃燥热脾约方。

济　川　煎
《景岳全书》

【主治症状】大便秘结，小便清长，腰膝酸软，头目眩晕，舌淡苔白，脉沉迟。

【病机】肾虚开合失司。

【辨证】肾阳虚弱，精津不足证。

【治法】温肾益精，润肠通便。

【选药与方解】

君：肉苁蓉 6~9g——温肾益精，暖腰润肠。

臣：当归 9~15g——补血润燥，润肠通便。

　　牛膝 6g——补益肝肾，壮腰膝，性善下行。

佐：枳壳 3g——下气宽肠而助通便。

　　泽泻 5g——渗利小便而泄肾浊。

　　升麻 3g——升清阳，清阳升则浊阴自降。

【配伍特点】补中有泻，降中有升，具有"寓通于补之中，寄降于升之内"。

【用法与运用】

1. 煎服法　汤剂，水煎服，每日 2 次。

2. 禁忌证　热邪伤津及阴虚者忌用。

3. 加减运用　气虚者，加人参；有火，加黄芩；肾虚，加熟地；虚甚者，去枳壳。

4. 现代临床应用　习惯性便秘、老年便秘、产后便秘等属于肾虚精亏肠燥者。

【方歌】

济川归膝肉苁蓉，泽泻升麻枳壳从，

肾虚津少肠中燥，益精养血便自通。

第四节 逐 水

适应证：水饮壅盛于里之实证。本类方剂组成药物多有毒性，且逐水之力峻猛。虚人慎用。

十 枣 汤
《伤寒论》

【主治症状】头痛目眩，咳唾胸胁引痛，短气，心下痞硬，干呕，以上为悬饮；一身悉肿，下半身尤甚，腹胀喘满，二便不利，为水肿。

【病机】水饮壅盛于里，停于胸胁，或水饮泛溢四肢。

【辨证】悬饮，水肿（实水）。

【治法】攻逐水饮。

【选药与方解】

君：甘遂——行经隧水湿。

臣：大戟——泄脏腑水湿。

芫花——消胸胁伏饮痰癖。三药合用，峻逐水饮。

佐：大枣——益气护胃，缓诸药之峻烈及毒性，使下不伤正。

【配伍特点】三药相须，峻逐水饮；大枣汤服，邪正兼顾。

【用法与运用】

1. 煎服法 上药等份为末，或装入胶囊，每服 0.5～1g，每日 1 次，大枣 10 枚煎汤送服，清晨空腹服。得快下利后，糜粥自养。

2. 禁忌证 本方逐下力峻猛，不能久服。孕妇忌服。忌与甘草配伍。

3. 现代临床应用 渗出性胸膜炎、胸腔积液、肝硬化腹水、肾性水肿以及血吸虫病的腹水等属水饮内结者。

【方歌】

十枣甘遂大戟花，攻逐水饮效堪夸，

悬饮水肿胸胁痛，一身悉肿看用法。

舟 车 丸
《景岳全书》

【主治症状】水肿鼓胀，口渴，气粗，腹硬，便秘尿少，脉沉数有力。

【病机】水饮壅盛，气机受阻，饮邪泛滥内外。

【辨证】水肿水胀，形气俱实。

【治法】行气逐水。

【选药与方解】

君：黑丑（牵牛子120g）——泻下逐水，通利小便，使水湿之邪，从二便排出。

臣：甘遂30g，大戟30g，芫花30g——峻下逐水。

大黄60g——攻导泻下，助水下行。

佐：青皮15g，陈皮15g，木香15g，槟榔15g——行气，气行则水行。

轻粉3g——使诸攻水行气药无窍不达，作用更加峻猛。

【用法与运用】

1. 煎服法 丸剂，上药研末，水糊为丸，每服3~6g，每日1次，清晨温开水送服。

2. 禁忌证 孕妇禁用，正虚水肿者慎用。

3. 现代临床应用 肝硬化腹水、肾炎水肿等属形气俱实者。

【方歌】

舟车黑丑与大黄，遂芫大戟轻粉裹，

青皮陈皮香槟榔，逐水行气用此方。

第五节 攻 补 兼 施

适应证：里实积滞（阳明腑实或热结旁流）而正气内虚（气血不足或阴液亏损），临床表现既有腹满便秘，又有气血不足或阴津亏虚的症状。

黄 龙 汤
《伤寒六书》

【主治症状】自利清水，色纯青，或大便秘结，脘腹胀满，腹痛拒按，身热口渴，神疲少气，谵语，舌苔焦黄或焦黑，脉虚。

【病机】素体气血不足，邪热入里而成阳明腑实。

【辨证】阳明腑实，气血不足证。

【治法】泄热通便，益气养血。

【选药与方解】

大承气汤（大黄9g，芒硝6g，枳实9g，厚朴9g）——攻下热结，荡涤胃肠实热积滞。

人参6g，甘草3g，当归9g——益气养血，扶正祛邪。

桔梗3g——宣肺气，通肠胃。

生姜3片，大枣2枚——养胃和中。

【配伍特点】攻下热结，补益气血，使祛邪不伤正，扶正不碍邪。

【用法与运用】

1. 煎服法　汤剂，上药加桔梗3g，生姜3片，大枣2枚水煎，芒硝溶服。

2. 禁忌证　孕妇忌用。

3. 现代临床应用　伤寒、副伤寒、流行性脑脊髓膜炎、乙型脑炎等属阳明腑实而有气血不足者。

【方歌】

黄龙汤中枳朴黄，参归甘桔枣硝姜，

攻下热结养气血，阳明腑实气血伤。

增液承气汤
《温病条辨》

【主治症状】燥屎不通，脘腹胀满，口干唇燥，舌红苔黄，脉细数。

【病机】热结肠胃，津液灼伤，燥屎不行。

【辨证】热结阴亏证。

【治法】滋阴增液，泄热通便。

【选药与方解】

君：玄参30g——滋阴泄热，润肠通便。

臣：麦冬25g，生地25g——滋阴生津。

三药相合名为增液汤，能滋阴清热，增液通便。

佐：大黄9g，芒硝4.5g——泄热通便，软坚润燥。

【用法与运用】

1. 煎服法 汤剂，水煎，芒硝溶服，1日2次。

2. 禁忌证 阳虚便秘者忌用。

3. 现代临床应用 习惯性便秘、痔疮便秘、急性传染病高热等属热结阴亏者。

【方歌】

增液承气玄地冬，硝黄加入力更雄，

热结阴亏大便秘，增水行舟肠腑通。

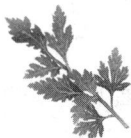

第六章　和　解　剂

重点概述

【概念】凡具有和解少阳、调和肝脾、调和肠胃、截疟等作用，治疗少阳证、肝脾不和证、肠胃不和证、疟疾的方剂，统称为和解剂。有狭义和广义之分。

狭义之"和解"："其于不内不外，半表半里，既非发汗所宜，又非吐下所用，是当和解则可矣。"

广义之"和解"："和者，和其不和也；解者，解化之，使其不争而协其平也。"

【适应证】少阳证，肝脾不调，寒热错杂，表里同病。

【分类及代表方】

和解少阳——小柴胡汤、蒿芩清胆汤。

调和肝脾——四逆散、逍遥散、痛泻要方。

调和寒热——半夏泻心汤。

表里双解——大柴胡汤、防风通圣散、葛根芩连汤。

【注意事项】

1. 邪不在少阳，或在表，或已入里，不宜用。

2. 往来寒热，因劳倦内伤、饮食失调、气血两虚而见者忌用。

3. 七情内伤，肝脾不和，治宜配合思想开导的方法。

第一节　和解少阳

适应证：邪在足少阳胆经（邪在少阳半表半里之间）。

小柴胡汤

《伤寒论》

【主治症状】 往来寒热，胸胁苦满，默默不欲食，心烦喜呕，口苦，咽干，目眩，舌苔薄白，脉弦；或妇人伤寒热入血室，月经不调，寒热有时。

【病机】 伤寒邪犯少阳，正邪交争于半表半里，胆气不利，胃失和降。

【辨证】 伤寒少阳证；妇人伤寒热入血室，以及疟疾、黄疸与内科疾病见少阳证者。

【治法】 和解少阳。

【选药与方解】

君：柴胡24g——疏散少阳之邪。

臣：黄芩9g——清泄少阳之热。

君、臣二者相伍，一散一清，和解少阳。

佐：半夏9g，生姜9g——和胃降逆止呕。

人参9g，大枣4枚，甘草6g——益气和中，扶正祛邪，御邪内传。

使：甘草6g——调和诸药。

【配伍特点】 以祛邪为主，兼顾正气；以少阳为主，兼和胃气。

【用法与运用】

1. 煎服法 汤剂，水煎服，1日2~3次。

2. 禁忌证 肝火偏盛及阴虚血少者忌用。

3. 加减运用 心烦不呕，去半夏、人参，加瓜蒌；口渴，去半夏，加天花粉；腹中痛，去黄芩，加芍药；胁下痞硬者，去大枣，加牡蛎；心下悸、小便不利者，去黄芩，加茯苓；口不渴有微热者，去人参，加桂枝；兼咳嗽者，去人参、大枣、生姜，加干姜、五味子。

4. 现代临床应用 感冒、流行性感冒、疟疾、慢性肝炎、肝硬化、急慢性胆囊炎、胆结石、急性胰腺炎、胸膜炎、淋巴腺炎、中耳炎、产褥热、急性乳腺炎、睾丸炎、胆汁反流性胃炎、胃溃疡等属少阳证者。

【方歌】

小柴胡汤半夏芩，姜枣炙草与人参，

和解少阳七大症，往来寒热此方因。

蒿芩清胆汤

《重订通俗伤寒论》

【主治症状】寒热如疟，寒轻热重，口苦膈闷，吐酸苦水，或呕黄涎而黏，甚则干呕呃逆，胸胁胀疼，小便黄少，舌红苔白腻，间现杂色，脉数而右滑左弦。（三大主症：热型——热重寒轻；胸胁——闷、胀、痛；胃肠——口苦膈闷，吐酸苦水或呕黄涎而黏，甚则干呕呃逆。）

【病机】少阳胆热偏重，兼有湿热痰浊内阻。

【辨证】少阳湿热，痰浊中阻证。

【治法】清胆利湿，和胃化痰。

【选药与方解】

君：青蒿 4.5g——清透少阳之邪，化湿辟秽。

黄芩 4.5g——清泄胆热，且燥湿。

二者相伍，内清湿热，透邪外出。

臣：半夏 4.5g——燥湿化痰，降逆止呕。

竹茹 9g——清胆胃之热，化痰止呕。

佐使：枳壳 4.5g、陈皮 4.5g——理气和胃，宽畅胸膈。

碧玉散 9g、赤茯苓 9g——清热利湿，引湿热从小便而解。

【配伍特点】和解之中，兼清热利湿化痰。

【用法与运用】

1. 煎服法 水煎服 1 日 2～3 次。

2. 加减运用 胆热犯胃甚者，加黄连、苏叶；湿重，加藿香、薏苡仁、蔻仁；小便不利，加车前子、泽泻、通草；黄疸，则加茵陈、栀子、大黄以清热利湿退黄。

3. 现代临床应用 肠伤寒、急性胆囊炎、急性黄疸型肝炎、胆汁反流性胃炎、耳源性眩晕、肾盂肾炎、疟疾、盆腔炎、钩端螺旋体病等属少阳热重、湿热痰浊内阻者。

【方歌】

蒿芩清胆利湿方，化痰和胃效最良，

竹茹枳碧陈苓夏，少阳湿热痰浊方。

第二节 调和肝脾

适应证：肝气郁结，横犯脾胃；或脾虚不运，影响肝之疏泄。临床表现见胸闷胁痛，月经不调，脘腹胀满，不思饮食，大便泄泻，手足不温等。

四 逆 散
《伤寒论》

【主治症状】腹痛，泄利下重，咳逆，心悸，小便不利；胁肋胀闷，脘腹疼痛，脉弦。

【病机】外邪传经入里，郁遏气机，使阳气内郁，不得温养四肢。

【辨证】阳郁厥逆证，肝脾不和证。

【治法】透邪解郁，疏肝理脾。

【选药与方解】

君：柴胡6g——透邪升阳，疏肝解郁（助肝用）。

臣：芍药9g——柔肝养血（补肝体）。

　　柴胡、芍药一升一敛，合而调肝。

佐：枳实6g——理气解郁，泄热破结。

　　配伍柴胡升降气机，配芍药调和气血。

使：甘草6g——益气补脾，调和诸药，缓急和中。

　　与芍药同用，可缓急止痛。

【配伍特点】散收结合，疏中兼养；升降兼施，调畅气机；肝脾同调，气血兼理。

【用法与运用】

1. 煎服法 汤剂，水煎服，每日2~3次。

2. 禁忌证 阳衰阴盛之寒厥者忌用。

3. 加减运用 咳者，加五味子、干姜以温肺散寒止咳；悸者，加桂枝以温心阳；小便不利者，加茯苓以利小便；腹中痛者，加炮附子以散里寒；泄利下重者，加薤白以通阳散结；气郁甚者，加香附、郁金以理气解郁；有热者，加栀子以清内热。

4. 现代临床应用 慢性肝炎、胆囊炎、胆石症、胆道蛔虫症、肋间神经痛、胃溃疡、胃炎、胃神经官能症、附件炎、输卵管阻塞、急性乳腺炎等属肝胆气郁、肝脾不和者。

【方歌】

四逆柴芍枳实草，透邪解郁此方好，

阳郁厥逆肝气滞，疏肝理脾最为妙。

逍 遥 散
《太平惠民和剂局方》

【主治症状】 胁痛，头痛目眩，月经不调，乳房胀痛，脉弦，口燥咽干，神疲食少，脉弦而虚。

【病机】 肝郁血虚，脾失健运。

【辨证】 肝郁血虚脾弱证。

【治法】 疏肝解郁，养血健脾。

【选药与方解】

君：柴胡 30g——疏肝解郁。

臣：白芍 30g——养血柔肝。

当归 30g——养血和血。

佐：白术 30g，茯苓 30g，甘草 15g——益气健脾。

薄荷少许——散肝郁所生之热。

煨生姜少许——温胃和中。

使：甘草 15g——益气和中，调和药性；配伍芍药缓急止痛。

【配伍特点】 气血兼顾，肝脾共调。

【用法与运用】

1. 煎服法 共为散，每次 6～9g，煨姜、薄荷少许，共煎汤温服，日 3 次。或作汤剂，水煎服，用量按原方比例酌减。亦有丸剂，每次 6～9g，日服 2 次。

2. 加减运用 胸闷胁胀，气郁较甚者，加香附、陈皮以疏肝解郁；肝郁化火者，加丹皮、栀子，名为加味逍遥散或丹栀逍遥散，用于肝郁血虚有热者，以清热凉血；加生地或熟地时，名为黑逍遥散，适用于肝郁血虚、临经腹痛等。

3. 现代临床应用　慢性肝炎、肝硬化、胆囊炎、胆石症、胃及十二指肠溃疡、慢性胃炎、经前期综合征、乳腺增生、慢性前列腺炎、更年期综合征、盆腔炎等属肝郁血虚脾弱者。

【方歌】

逍遥柴胡归白芍，白术茯苓荷姜草，

肝郁血虚脾弱证，疏肝解郁健脾好。

痛 泻 要 方
《丹溪心法》

【主治症状】肠鸣腹痛，大便泄泻，泻必腹痛，泻后痛缓，舌苔薄白，脉两关不调，左弦而右缓者。

【病机】土虚木乘，肝脾不和，脾运失常。

【辨证】脾虚肝旺之痛泻。

【治法】补脾柔肝，祛湿止泻。

【选药与方解】

君：白术 90g——苦甘而温，补脾燥湿治土虚。

臣：白芍 60g——酸寒，柔肝缓急止痛，与白术相配，于土中泻木。

佐：陈皮 45g——辛苦而温，理气燥湿，醒脾和胃。

佐使：防风 30g——辛散肝郁，香疏脾气，胜湿止泻，为脾经引经之药。

【配伍特点】补脾柔肝，培土抑木；寓升于补，寓散于泻。

【用法与运用】

1. 煎服法　汤剂，水煎服，每日 2~3 次，用量按原方比例酌减。

2. 禁忌证　湿热和热毒所致的腹泻忌用。

3. 加减运用　久泻者，加炒升麻以升阳止泻；舌苔黄腻者，加黄连、煨木香以清热燥湿，理气止泻。

4. 现代临床应用　急性肠炎、慢性结肠炎、肠道易激综合征等属肝旺脾虚者。

【方歌】

痛泻要防术陈芍，补脾柔肝此方好，

脾虚肝乘痛泻证，祛湿止泻最为妙。

第三节 调和肠胃

适应证：寒热互结于中焦，升降失常（中焦为阴阳升降之枢纽）。症见心下痞满，恶心呕吐，脘腹胀痛，肠鸣下利。

半夏泻心汤
《伤寒论》

【主治症状】 心下痞，但满而不痛，或呕吐，肠鸣下利，舌苔腻而微黄。

【病机】 邪在少阳，误下致邪热内陷、下伤中阳、寒邪内生，使寒热互结中焦导致阻滞气机、升降失调。

【辨证】 寒热互结之心下痞证。

【治法】 寒热平调，消痞散结。

【选药与方解】

君：半夏12g——辛散结除痞，降逆止呕。

臣：干姜9g——辛温中散寒。

　　黄连3g，黄芩9g——苦降泄热。

佐：人参9g，甘草9g，大枣——益气补虚。

【配伍特点】 寒热并用，辛开苦降，补泻兼施。

【用法与运用】

1. 煎服法 汤剂，水煎服，每日2次。

2. 禁忌证 气滞、食积、痰浊内结之痞满者不宜。

3. 加减运用 湿热蕴积中焦，呕甚而痞，或舌苔厚腻者，去人参、甘草、大枣、干姜，加枳实、生姜以下气消痞止呕。

4. 现代临床应用　急慢性胃肠炎、慢性结肠炎、神经性胃炎、慢性肝炎、早期肝硬化等属于寒热互结，症见痞、呕、下利者，均可应用。

【方歌】

半夏泻心黄连芩，干姜草枣与人参，

消痞散结调寒热，痞满呕利此方珍。

【附方】

1. 生姜泻心汤（《伤寒论》）

组成：生姜切，四两（12g），甘草炙，三两（9g），人参三两（9g），干姜一两（3g），黄芩三两（9g），半夏洗，半升（9g），黄连一两（3g），大枣十二枚（4枚）。

用法：上八味，以水一斗，煮取六升，去滓，再煎，取三升，温服一升，日三服。

功用：和胃消痞，宣散水气。

主治：水热互结痞证。心下痞硬，干噫食臭，腹中雷鸣下利者。

2. 甘草泻心汤（《伤寒论》）

组成：甘草四两（12g），黄芩、人参、干姜各三两（各9g），黄连一两（3g），大枣擘，十二枚（4枚），半夏洗，半升（9g）。

用法：上七味，以水一斗，煮取六升，去滓，再煎，温服一升，日三服。

功用：和胃补中，降逆消痞。

主治：胃气虚弱痞证。下利日数十行，谷不化，腹中雷鸣，心下痞硬而满，干呕，心烦不得安。

第四节　表里双解

适应证：表里同病。

大柴胡汤

《金匮要略》

【主治症状】往来寒热、胸胁胀满、呕不止、心烦为少阳证；少阳证不解则见阳明腑实证，症见心下满痛、便秘、苔黄、脉弦数有力等。

【辨证】少阳、阳明合病。

【治法】和解少阳，内泄热结。

【选药与方解】

君：柴胡 12g，黄芩 9g——和解少阳。

臣：大黄 6g，枳实 9g——内泄阳明热结。

佐：芍药 9g——柔肝缓急止痛，防泻下伤阴。

半夏 9g，生姜 15g——和胃降逆止呕。

使：大枣 4 枚——调和药性。

【配伍特点】表里双解，和下并用。

【用法与运用】

1. 煎服法 汤剂，水煎服，1 日 2 次。

2. 加减运用 发热较重，加栀子、石膏、金银花以清其热；胁肋胀痛，加延胡索、川楝子以疏肝理气止痛；黄疸，加茵陈、栀子以清热利湿退黄；胆石症者，加金钱草、海金沙、郁金等以化石解郁。

3. 现代临床应用 急慢性胆囊炎、急性胰腺炎、胃及十二指肠溃疡等属少阳、阳明合病者。

【方歌】

大柴胡汤用大黄，枳实芩夏芍枣姜，

少阳阳明热结证，和解泻热表里方。

防风通圣散
《宣明论方》

【主治症状】憎寒壮热，头晕目眩，目赤睛痛，口苦舌干，咽喉不利，胸膈痞闷，大便秘结，小便赤涩，舌苔黄腻，脉数有力；或用于疮疡肿毒，肠风痔漏，丹毒斑疹。

【病机】外感风邪，内有蕴热，表里俱实。

【辨证】风热壅盛，表里俱实证。

【治法】疏风解表，清热泻下。

【选药与方解】

防风 6g, 薄荷 6g, 荆芥 3g, 麻黄 6g——疏风解表, 使在表风邪汗出而解。

大黄 6g, 芒硝 6g——通便泄热, 使里热从大便而解。

滑石 20g, 栀子 3g——利尿清热, 使里热从小便而解。

黄芩 12g, 连翘 6g, 石膏 12g——清泄肺胃之热。

桔梗 12g——宣肺利咽。

当归 6g, 白芍 6g, 川芎 6g——养血和血, 使汗不伤表。

白术 3g, 甘草 10g, 生姜 5g——益气和中, 使清下不伤正。

【配伍特点】 汗、下、清、利、补五法具备, 上、中、下三焦并治, "汗不伤表, 下不伤里"。

【用法与运用】

1. 煎服法 汤剂, 加生姜 3 片, 水煎温服, 每日 2 次。

2. 禁忌证 虚人及孕妇慎用。

3. 加减运用 腹痛, 加芍药; 痢疾里急后重, 加木香、槟榔; 呕吐, 加半夏; 夹食滞, 加山楂。

4. 现代临床应用 流行性感冒、荨麻疹、疮疡初起等属于风热壅盛、表里俱实者。

【方歌】

防风通圣荆麻硝, 芩膏翘桔栀滑草,

大黄归芎术薄芍, 疏风解表清热好。

葛根黄芩黄连汤
《伤寒论》

【主治症状】 身热, 胸脘烦热, 口干作渴, 喘而汗出, 下利臭秽, 肛门灼热, 苔黄脉数。

【病机】 表证未解, 误用攻下, 虚其里气, 致表热内陷阳明而下利不止。

【辨证】 协热下利。

【治法】 解表清里。

【选药与方解】

君：葛根 15g——解表清热，升阳止泻。

臣：黄芩 9g，黄连 9g——清热燥湿，厚肠止利。

使：甘草 6g——和中调药。

【用法与运用】

1. 煎服法 汤剂，水煎服，1 日 2 次。

2. 禁忌证 虚寒下利，脉沉迟或微弱者，不宜使用。

3. 加减运用 腹痛，加芍药；痢疾里急后重，加木香、槟榔；呕吐，加半夏；食滞，加山楂。

4. 现代临床应用 急性肠炎、细菌性痢疾、肠伤寒、胃肠型感冒等属表证未解、里热甚者，均可加减应用。

【方歌】

葛根芩连草，解表清里好；

太阳阳明热利证，身热下利服之消。

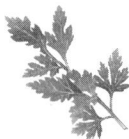

第七章 清 热 剂

重点概述

【概念】凡以清热药为主组成，具有清热泻火、凉血解毒、滋阴透热等作用，治疗里热证的方剂，统称为清热剂。属"八法"中的"清法"。

【适应证】里热证。

【分类及代表方】

清气分热——白虎汤、竹叶石膏汤。

清营凉血——清营汤、犀角地黄汤。

清热解毒——黄连解毒汤、普济消毒饮。

清脏腑热——导赤散、龙胆泻肝汤、泻白散、清胃散、芍药汤。

清热祛暑——清暑益气汤。

清虚热——青蒿鳖甲汤。

【注意事项】

1. 辨清热证的虚实、病位和真假。

2. 酌情配伍"反佐"药或应用反佐法。

3. 防止寒凉败胃或伤阳，必要时可加入健脾和胃之品。

4. 注意病者体质，阴虚之人当清中护阴，阳虚之人清法不可应用太过。

5. 权衡热证之轻重，用药避免杯水车薪，也不可诛伐无辜。

第一节 清气分热

适应证：热在气分证。症见身热不恶寒，反恶热，多汗，口渴饮冷，舌红苔黄，脉数有力等。

白 虎 汤

《伤寒论》

【主治症状】壮热面赤，汗出恶热，烦渴引饮，脉洪大有力。

【病机】温热邪毒传入气分，或风寒化热，内传阳明。

【辨证】阳明气分热盛（津伤）。

【治法】清热生津。

【选药与方解】

君：石膏 50g——清热泻火，止渴除烦。

臣：知母 18g——清热滋阴生津。石膏，辛甘大寒；知母，苦寒质润。

佐：粳米 9g，甘草 6g——益胃护津，防石膏、知母大寒伤中。

使：甘草 6g——调和诸药。

【配伍特点】辛、甘、寒合施，清透与滋养并用；寒凉少佐甘缓，泻火不伤胃。

【用法与运用】

1. 煎服法 先煎石膏，再入他药煮至米熟汤成，1 日 3 次。

2. 禁忌证 兼表证者，血虚或气虚发热者，真寒假热证均忌用。

3. 加减运用 气血两燔，引动肝风，加羚羊角、水牛角；兼阳明腑实，加大黄、芒硝；烦渴引饮甚者，加天花粉、芦根、麦门冬。

4. 现代临床应用 常用于感染性疾病，如流行性感冒、大叶性肺炎、流行性乙型脑炎、流行性出血热、牙龈炎等属于气分热盛者。

【方歌】

白虎石膏知草粳，阳明气分实热证，

热渴汗出脉洪大，加入人参气津生。

【附方】

1. 白虎加人参汤（《伤寒论》）

组成：知母六两（18g），石膏碎，绵裹一斤（50g），甘草炙，二两（6g），粳米六合（9g），人参三两（10g）。

用法：上五味，以水一斗，煮米熬汤成，去滓，温服一升，日三服。

功用：清热，益气，生津。

主治：气分热盛，气阴两伤证。汗、吐、下后，里热炽盛，而见四大症者；或白虎汤证见有背微恶寒，或饮不解渴，或脉浮大而芤，以及暑热病见有身大热属气津两伤者。

2. 白虎加苍术汤（《类证活人书》）

组成：知母六两（18g），甘草炙，二两（6g），石膏一斤（50g），苍术、粳米各三两（各9g）。

用法：如麻豆大，每服五钱，水一盏半，煎至八九分，去滓，取六分清汁，温服。

功用：清热祛湿。

主治：湿温病。身热胸痞，汗多，舌红苔白腻，以及风湿热痹，身大热，关节肿痛等。

3. 化斑汤（《温病条辨》）

组成：石膏一两（30g），知母四钱（12g），生甘草三钱（10g），玄参三钱（10g），犀角（水牛角代）（60g），白粳米一合（9g）。

用法：水八杯，煮取三杯，日三服。滓再煮一盅，夜一服。

功用：清气凉血。

主治：气血两燔之发斑，发热，或身热夜甚，外透斑疹，色赤，口渴或不渴，脉数等。

竹叶石膏汤
《伤寒论》

【主治症状】身热，多汗，心胸烦闷，气逆欲呕，口干喜饮，舌红，苔少，脉虚数。

【病机】诸种热病之后，余热未清，气津两伤。

【辨证】伤寒、温病、暑病余热未清，气津两伤证。

【治法】清热生津，益气和胃。

【选药与方解】

君：竹叶6g——清心利水除烦。

　　石膏50g——清热生津除烦。

臣：人参6g，麦冬20g——补气养阴生津。

佐：半夏 9g——降逆和胃止呕。

使：粳米 10g，甘草 6g——养脾和胃。

【配伍特点】清补并用，清而不寒，补而不滞。

【用法与运用】

1. 煎服法 先煎石膏，再入他药煮至米熟汤成，1 日 3 次。

2. 禁忌证 素体痰湿内盛者忌用。

3. 加减运用 不必限制于温病及暑病后期，凡是属于气津两伤、余热未清者均可使用。胃火炽盛、消谷善饥者，加知母、天花粉。

4. 现代临床运用 常用于夏季热、中暑、流行性乙型脑炎及糖尿病的口渴多饮等属于热伤气阴者。

【方歌】

竹叶石膏粳人参，麦冬半夏甘草临，

气津两伤余热证，清热益气养阴津。

第二节　清营凉血

适应证：邪热传营，或热入血分诸证。邪热传营，见身热夜甚、心烦不寐、时有谵语、斑疹隐隐、舌绛而干、脉数等；热入血分，则见出血、发斑、昏狂、谵语、舌绛起刺、脉数等。

配伍用药：常用水牛角、生地等清营凉血药为主，配入轻宣透达的银花、连翘、竹叶等；热入血分多迫血妄行而致出血、发斑及留瘀，配入丹皮、赤芍等凉血活血。

清 营 汤
《温病条辨》

【主治症状】身热夜甚，神烦少寐，时有谵语，斑疹隐隐，目常喜开或喜闭，不渴或口渴，舌绛而干，脉细数。

【病机】邪热内传营分。

【辨证】（气分）邪热传营。

【治法】清营解毒，透热养阴。

【选药与方解】

君：水牛角 30g ——清营解毒，凉血散瘀。

臣：生地 15g，玄参 9g，麦冬 9g ——清热养阴生津。

佐：银花 9g，连翘 6g ——清热解毒，透热转气。

　　竹叶 3g——清心除烦。

　　黄连 5g——清心泻火。

　　丹参 6g——清心凉血活血。

【配伍特点】咸寒为主，佐以甘苦；轻清宣透，透热转气；清热凉血，活血散瘀。

【用法与运用】

1. 煎服法　先煎水牛角，再入他药煮成，1 日 3 次。

2. 禁忌证　体内有湿，舌苔白滑者忌用。

3. 加减运用　舌干较甚，去黄连；热陷心包，配用安宫牛黄丸；营热动风，配用紫雪，或配加羚羊角、钩藤、地龙；气分热盛，重用银花、连翘、竹叶、黄连，或更加石膏、知母、大青叶、板蓝根、贯众。

4. 现代临床应用　用于乙型脑炎、流行性脑脊髓膜炎、败血症、肠伤寒或其他热性病具有高热烦躁、舌绛而干等营分见症者。

【方歌】

清营犀角丹地黄，银翘玄麦竹连藏，

热入营分身热证，清营透热养阴良。

犀角地黄汤

《备急千金要方》

【主治症状】热扰心神，身热谵语，斑色紫黑，舌绛起刺，脉细数；斑疹紫黑，吐血、衄血、便血、尿血，舌红绛，脉数；喜忘如狂，漱水不欲咽，胸中烦痛，自觉腹满，大便色黑易解。

【病机】热毒炽盛于血分。

【辨证】热灼心营证，热伤血络证，瘀热蓄血证。

【治法】 清热解毒，凉血散瘀。

【选药与方解】

君：水牛角30g——清心，凉血，解毒。

臣：生地24g——凉血止血，养阴清热。

佐使：丹皮9g，赤芍12g——凉血，散瘀。

【配伍特点】凉血与活血散瘀并用，热清血宁而无耗血、动血之虑，凉血止血又无冰伏留瘀之弊。

【用法与运用】

1. **煎服法** 先煎水牛角，再入他药煮成，1日3次。

2. **禁忌证** 阳虚或气虚失血及脾胃虚弱者忌用。

3. **加减运用** 吐血者，加黄芩、石膏、白及、三七等；衄血者，加黄芩、栀子、侧柏叶、白茅根等；便血者，加地榆、槐花等；尿血者，加白茅根、小蓟等；皮下出血（紫癜）者，加紫草、仙鹤草、旱莲草、茜草等。

4. **现代临床应用** 用于肝昏迷、重症肝炎、弥散性血管内凝血、紫癜、急性白血病、败血症、外科疔疮走黄等属于热入血分者。

【方歌】

犀角地黄芍药丹，热入血分血络安，

清热解毒又凉血，活血散瘀一并瘥。

第三节 清热解毒

适应证：温疫、温毒、火毒及疮疡疔毒等证。

黄连解毒汤

《外台秘要》引崔氏方

【主治症状】大热烦躁，口燥咽干，错语不眠；或热病吐血、衄血；或热甚发斑，或身热下利，或湿热黄疸；或外科痈疡疔毒，小便黄赤，舌红苔黄，脉数有力。

【病机】火热毒盛，充斥三焦。

【辨证】三焦火毒炽盛证。

【治法】泻火解毒。

【选药与方解】

君：黄连 9g——清心泻火，兼清中焦之火。

臣：黄芩 6g——清上焦之火。

佐：黄柏 6g——泻下焦之火。

　　栀子 9g——清泻三焦之火，引热下行。

【配伍特点】苦寒直折，三焦同治。

【用法与运用】

1. 煎服法　汤剂，水煎服，1 日 2 次。

2. 禁忌证　大苦大寒之剂，易损伤脾胃，故不可轻用，不宜多服久服。

3. 加减运用　便秘者，加大黄；吐血、皮下紫斑者，加生地、玄参、丹皮凉血散瘀；热毒发黄者，加茵陈、大黄清热退黄；疔疮肿毒者，加蒲公英、金银花清热解毒。

4. 现代临床应用　急性细菌性痢疾、急性黄疸型肝炎、败血症、脓毒血症、流行性乙型脑脊髓膜炎、外科痈疡等属于实热火毒者。

【方歌】

黄连解毒芩栀柏，三焦火毒热盛来，

上下表里若干症，泻火解毒马上瘥。

凉　膈　散
《太平惠民和剂局方》

【主治症状】烦躁口渴，面赤唇焦，胸膈烦热，口舌生疮，睡卧不宁，谵语狂妄，或咽痛吐衄，便秘溲赤，或大便不畅，舌红苔黄，脉滑数。

【病机】邪热郁滞于上、中二焦。

【辨证】上、中二焦邪郁生热证。

【治法】泻火通便，清上泄下。

【选药与方解】

君：连翘（重用）24g——清热解毒，透散上焦之热。

黄芩5g——清肺与胸膈郁热。

臣：栀子5g——通泻三焦，引火下行。

大黄9g，芒硝9g——泻火通便，荡涤中焦内结之燥热。

佐：薄荷5g——清头目，利咽喉。

竹叶3g——清上焦之热。

使：甘草9g，蜂蜜——生津润燥，调和诸药。

【配伍特点】清上与泻下并行，以泻代清。

【用法与运用】

1. 煎服法 共为粗末，每剂6~12g，竹叶3g，蜂蜜少许，水煎服，1日2次。

2. 禁忌证 服用本方得下利后，需要停服，避免损伤脾胃。体质虚弱者及孕妇慎用。

3. 加减运用 上焦热盛、壮热口渴者，加生石膏、天花粉；口舌生疮者，加黄连清心火；吐衄者，加白茅根、藕节凉血止血。

4. 现代临床运用 咽喉炎、口腔炎、急性扁桃体炎、胆道感染、急性黄疸型肝炎等属于上、中二焦火热实证者。

【方歌】

凉膈硝黄栀子翘，芩竹蜂蜜薄荷饶，

上中二焦火热证，泻火通便清泻消。

普济消毒饮
《东垣试效方》

【主治症状】恶寒发热，头面红肿焮痛，目不能开，咽喉不利，舌燥口渴，舌红苔白兼黄，脉浮数有力。

【病机】风热疫毒之邪壅于上焦。

【辨证】大头瘟。

【治法】清热解毒，疏风散邪。

【选药与方解】

君：酒黄连15g，酒黄芩（重用）15g——清热泻火，祛上焦头面热毒。

臣：牛蒡子3g，连翘3g，薄荷3g，僵蚕2g——辛凉疏散头面风热。

佐：玄参6g，马勃3g，板蓝根3g——清热解毒。

生甘草6g，桔梗6g——清利咽喉。

陈皮6g——理气疏壅，以散热郁之结。

升麻2g，柴胡6g——疏散风热，引诸药上行头面，"火郁发之"。

【配伍特点】内清外疏，以清为主；苦降辛散，相辅相成。

【用法与运用】

1. 煎服法 汤剂，水煎服，1日2~3次。

2. 禁忌证 素体阴虚及脾虚便溏者慎用。

3. 加减运用 腮腺炎并发睾丸炎，加川楝子、龙胆草、蒲公英；局部肿硬，加浙贝、赤芍活血消肿散结。

4. 现代临床运用 腮腺炎、颌下腺炎、急性扁桃体炎、头面部蜂窝织炎、急性淋巴结炎等属于风热毒邪者。

【方歌】

普济芩连翘荷玄，牛马陈僵桔板蓝，

升麻柴胡甘头瘟，清热解毒疏风宣。

仙方活命饮
《校注妇人良方》

【主治症状】局部红肿焮痛，或身热凛寒，苔薄白或黄，脉数有力。

【病机】热毒内壅，气滞血瘀。

【辨证】痈疡肿毒初起（阳证）。

【治法】清热解毒，消肿溃坚，活血止痛。

【选药与方解】

君：金银花25g——清热解毒。

臣：当归6g，赤芍6g，乳香6g，没药6g，橘皮9g——行气通络，活血散瘀，消肿止痛。

佐：白芷6g，防风6g——疏风散结消肿。

穿山甲6g，皂刺6g——通络，溃坚，引药直达病所。

天花粉6g，贝母6g——清热化痰，散结排脓。

佐使：甘草6g——清热解毒，调和诸药。

酒——通瘀，引药力至病所。

【配伍特点】清热解毒、活血散瘀、通经溃坚为主，佐以透表、行气、化痰散结。

【用法与运用】

1. 煎服法 汤剂，水或酒水各半煎服，1日2~3次。

2. 禁忌证 阴证疮疡者忌用。

3. 加减运用 红肿甚者，加蒲公英、金银花、野菊花、紫背天葵子、紫花地丁（五味消毒饮）以清热解毒；津液损伤较重者，去辛燥的白芷、陈皮，重用天花粉，加玄参，清热消肿散结。

根据痈疡部位加引经药，在头部加川芎，颈部加桔梗，胸部加姜黄，胁肋部加柴胡，腰背部加秦艽，下肢加牛膝。

4. 现代临床应用 蜂窝织炎、脓疱疮、疔肿、深部脓肿、化脓性扁桃体炎、急性乳腺炎等属于阳证疮疡者。

【方歌】

仙防白芷金银花，乳没芍归陈山甲，

天花贝母皂角草，痈疡初起酒煎佳。

【附方】

1. 五味消毒饮（《医宗金鉴》）

组成：金银花三钱（20g），野菊花、蒲公英、紫花地丁、紫背天葵子各一钱二分（各15g）。

用法：水一盅，煎八分，加无灰酒半盅，再滚二三沸时，热服，被盖出汗为度。

功用：清热解毒，消散疔疮。

主治：疔疮初起，发热恶寒，疮形如粟，坚硬根深，状如铁钉，以及痈疡疖肿，红肿热痛，舌红苔黄，脉数。

2. 四妙勇安汤（《验方新编》）

组成：金银花、玄参各三两（各90g），当归二两（60g），甘草一两（30g）。

用法：水煎服，一连20剂。药味不可少，减则不效，并忌抓擦为要。

功用：清热解毒，活血止痛。

主治：热毒炽盛之脱疽。患肢暗红微肿灼热，溃烂腐臭，疼痛剧烈，或见发热口渴，舌红脉数。

第四节 清脏腑热

適应证：不同脏腑邪热偏盛所产生不同的火热证候。

导 赤 散
《小儿药证直诀》

【主治症状】 心胸烦热，口渴面赤，意欲冷饮，口舌生疮，舌红、脉数，心热下移小肠，小便赤涩刺痛。

【病机】 心经火热上炎或心火下移小肠。

【辨证】 心经火热证。

【治法】 清心养阴，利水通淋。

【选药与方解】

君：木通 10g——清心降火，利水通淋（苦寒）。

臣：生地 10g——清心热，凉血滋阴。

佐：竹叶 10g——清心除烦，引药下行。

使：生甘草梢 10g——清热解毒，直达茎中止淋痛；防君、臣药寒凉伤胃（佐制）；调和诸药。

【配伍特点】 滋肾水制约心火之上炎，通利水道以导心火下行。

【用法与运用】

1. 煎服法 汤剂，加竹叶适量，水煎服，1日2次。

2. 禁忌证 生地滋腻，木通苦寒，脾胃虚弱者慎用。

3. 加减运用 心火盛者，加黄连；小便淋沥涩痛，加车前子、赤茯苓利水通淋；血淋，加白茅根、小蓟、旱莲草凉血止血。

4. 现代临床应用 口腔炎、鹅口疮、小儿夜啼属于心经火热者，急性泌尿系感染属于心火下移小肠者。

【方歌】

导赤生地竹甘通，清心养阴利水功，

心经热盛移小肠，口糜淋痛烦心中。

龙胆泻肝汤
《医方集解》

【主治症状】 头痛目赤，胁痛，口苦，耳聋，耳肿，舌红苔黄，脉弦数有力；阴肿、阴痒、阴汗，妇女带下黄臭，小便淋浊，舌红苔黄腻脉弦数有力。

【辨证】 肝胆实火上炎证，肝胆湿热下注证。

【治法】 清肝胆实火，泻下焦湿热。

【选药与方解】

君：龙胆草6g——清肝胆火，泻肝胆湿热。

臣：黄芩9g，栀子9g——泻火解毒，清热燥湿，加强君药清热利湿之力。

佐：泽泻9g，木通6g，车前子6g——清利湿热。

生地6g，当归3g——滋阴养血（祛邪不伤正）。

使：柴胡6g——疏肝利胆，引经。

生甘草6g——缓苦寒之品伤胃，调和诸药。

【配伍特点】 清利并行，泻中有补，利中有滋，祛邪不伤正。

【用法与运用】

1. 煎服法 汤剂，水煎服，每日2次。或丸剂，每次6~9g，温开水送服，1日2次。

2. 禁忌证 脾胃虚弱者慎用。

3. 加减运用 肝胆实火较盛，加黄连，去木通、车前子；湿盛者，去黄芩、生地，加滑石、薏苡仁；妇女阴部肿痛，去柴胡，加连翘、黄连、大黄泻火解毒消痈。

4. 现代临床应用 顽固性偏头痛、高血压、急性结膜炎、虹膜睫状体炎、外耳道疖肿、急性黄疸性肝炎、急性胆囊炎、急性乳腺炎、急性肾盂肾炎、急性膀胱炎、尿道炎、外阴炎、急性盆腔炎、睾丸炎、腹股沟淋巴结炎、带状疱疹、泌尿生殖系统炎症等属于肝胆实火湿热者。

【方歌】

龙胆泻肝芩栀柴，木通泽泻车前来，

生地当归与甘草，肝胆实火湿热排。

【附方】

1. 泻青丸（《小儿药证直诀》）

组成：当归去芦头，切，焙、龙脑（即龙胆草）、川芎、山栀子仁、川大黄湿纸裹煨、羌活、防风去芦头，切，焙，各等份（各3g）。

用法：上药为末，炼蜜为丸，如芡实大（1.5g），每服半丸至一丸，竹叶煎汤，同砂糖，温开水化下。

功用：清肝泻火。

主治：肝经火郁证。目赤肿痛，烦躁易怒，不能安卧，尿赤便秘，脉洪实，以及小儿急惊、热盛抽搐等。

2. 当归龙荟丸（《黄帝素问宣明论方》，又名龙脑丸）

组成：当归焙，一两（30g）、龙胆草、栀子、黄连、黄柏、黄芩各一两（30g）、芦荟、青黛、大黄各五钱（15g），木香一分（0.3g），麝香五分（1.5g）。

用法：上为末，炼蜜为丸，如小豆大，小儿如麻子大，每服二十丸，生姜汤下。

功用：清泻肝胆实火。

主治：肝胆实火证。头晕目眩，神志不宁，谵语发狂，或大便秘结，小便赤涩。

苇 茎 汤

《外台秘要》引《古今录验方》

【主治症状】身有微热，咳嗽痰多，甚则咳吐腥臭脓血，胸中隐隐作痛，舌红苔黄腻，脉滑数。

【病机】热毒壅肺，痰瘀互结。

【辨证】肺痈。

【治法】清肺化痰，逐瘀排脓。

【选药与方解】

君：苇茎——善清肺热，"专于利窍，善治肺痈，吐脓血臭痰"。

臣：冬瓜仁——清热化痰，利湿排脓。

薏苡仁——上清肺热而排脓，下利肠胃而渗湿。

佐：桃仁——活血逐瘀消痈。

【用法与运用】

1. 煎服法 汤剂，水煎服，1 日 2 次。

2. 加减运用 肺痈脓未成者，加金银花、鱼腥草以增强清热解毒之功；脓已成者，加桔梗、贝母以化痰排脓。

3. 现代临床运用 肺脓肿、大叶性肺炎、支气管炎、百日咳等属肺热痰瘀互结者。

【方歌】

苇茎汤方出千金，桃仁薏苡冬瓜仁，

肺痈痰热兼瘀血，化浊排脓病自宁。

白头翁汤
《伤寒论》

【主治症状】 腹痛，里急后重，肛门灼热，下痢脓血，赤多白少，渴欲饮水，舌红苔黄，脉弦数。

【病机】 热毒壅于大肠，深陷血分。

【辨证】 热毒血痢。

【治法】 清热解毒，凉血止痢。

【选药与方解】

君：白头翁 15g——–凉血止痢。

臣：黄连 6g，黄柏 12g——清热解毒，燥湿止痢。

　　秦皮 12g——收涩止痢。

【用法与运用】

1. 煎服法 汤剂，水煎服，1 日 2 次。

2. 禁忌证 脾胃虚弱者不宜使用。

3. 加减运用 兼有表邪，加葛根、连翘、银花；里急后重甚者，加木香、槟榔、枳壳；脓血多者，加赤芍、丹皮、地榆；夹食滞者，加焦山楂、枳实。

4. 现代临床应用 细菌性痢疾、阿米巴痢疾等热毒偏盛者。

【方歌】

白头连柏与秦皮，清热解毒凉血痢，热毒痢疾服之宜。

芍 药 汤

《素问病机气宜保命集》

【主治症状】 腹痛，便脓血，赤白相兼，里急后重，肛门灼热，小便短赤，舌苔黄腻，脉弦数。

【病机】 湿热下注大肠，壅滞气机，血运不畅，肠中积滞不化。

【辨证】 湿热痢疾。

【治法】 清热燥湿，调和气血。

【选药与方解】

君：芍药 15～20g——柔肝理脾，调和气血，止腹痛（重用）。

臣：黄连 5～9g，黄芩 9g——清热解毒，燥湿止痢。

佐：大黄 6g——通因通用，配伍木香、槟榔攻下肠中积滞。

木香 5g，槟榔 5g——行气导滞。

当归 9g——柔肝和血。

官桂 2～5g——防苦寒伤阳，助归，芍行血之力。

使：甘草 5g——调和药性，合芍药缓急止痛。

【配伍特点】 重点不在止痢，在于治痢之本；气血并调，通因通用，寒热共投。

【用法与运用】

1. 煎服法 汤剂，水煎温服，1 日 2 次。

2. 禁忌证 虚寒性痢疾者不宜使用。

3. 加减运用 发热，加石膏、知母清热泻火；食积者，加山楂、神曲、麦芽以消食导滞；腹胀，加木香、枳实行气导滞；下痢，加白头翁、黄柏清热止痢。

4. 现代临床应用 细菌性痢疾、过敏性结肠炎、溃疡性结肠炎、急性肠炎、阿米巴痢疾等属湿热者。

【方歌】

芍药芩连草大黄，当归肉桂槟木香，

清热燥湿凉气血，湿热痢疾腹痛康。

【附方】

黄芩汤（《伤寒论》）

组成：黄芩三两（9g），芍药二两（9g），甘草炙，二两（3g），大枣擘，十二枚（4枚）。

用法：上四味，以水一斗，煮取三升，去滓；温服一升，日再，夜一服。

功用：清热止利，和中止痛。

主治：热泻热痢。身热，口苦，腹痛下利，舌红苔黄，脉数。

泻　白　散
《小儿药证直诀》

【主治症状】气喘咳嗽，皮肤蒸热，日晡尤甚，舌红苔黄，脉细数。

【病机】肺中伏火郁热，气失宣降。

【辨证】肺热喘咳证。

【治法】清泄肺热，止咳平喘。

【选药与方解】

君：桑白皮15g——清泄肺热，平喘止咳。

臣：地骨皮15g——助君药降肺中伏火。

佐：炙甘草3g，粳米——养胃和中，调和诸药。

【用法与运用】

1. 煎服法　汤剂，加粳米一撮，水煎服，1日2次。

2. 禁忌证　风寒咳嗽或肺虚咳喘者不宜使用。

3. 加减运用　肺热甚，加黄芩、知母清泄肺热；潮热，加鳖甲、银柴胡以滋阴退热；烦热口渴，加天花粉、芦根以清热生津。

4. 现代临床应用　肺炎、支气管炎、小儿麻疹初期等属于肺中伏火者。

【方歌】

泻白白骨粳甘草，泻肺止咳平喘好，

肺有伏火咳喘证，咳喘肤热服之消。

【附方】

葶苈大枣泻肺汤（《金匮要略》）

组成：葶苈子熬令色黄，捣丸如弹子大（9g），大枣十二枚（4枚）。

用法：上药先以水三升煮枣，取二升，去枣，纳葶苈，煮取一升，顿服。

功用：泻肺行水，下气平喘。

主治：痰水壅实之咳喘胸满。

左 金 丸
《丹溪心法》

【主治症状】胁肋疼痛，嘈杂吞酸，呕吐口苦，舌红苔黄，脉弦数。

【病机】肝郁化火，横逆犯胃，肝胃不和。

【辨证】肝火犯胃证。

【治法】清泻肝火，降逆止呕。

【选药与方解】

君：黄连180g——清泻肝火，肝火得清则不横逆犯胃；清泄胃热，胃火降则其气自和。

佐使：吴茱萸30g——疏肝解郁，使肝气条达；反佐以制黄连之寒，泻火而无凉遏之弊；取其下气之用，以和胃降逆；引黄连入肝经。

【配伍特点】辛开苦降，寒热并用。泻火而不至凉遏，降逆而不碍火郁。肝胃同治，以清泻肝火为主，肝火得清，胃气得降。

【用法与运用】

1. 煎服法 为末，水泛为丸，每服3～6g，温开水送服；或作汤剂，用量参照原方比例酌定。

2. 禁忌证 脾胃虚寒者忌用。

3. 加减运用 吞酸重者，加乌贼骨、煅瓦楞以制酸止痛；胁肋疼痛，合四逆散以疏肝和胃。

4. 现代临床应用 胃炎、食道炎、胃溃疡等属肝火犯胃者。

【方歌】

左金连萸六一丸，肝火犯胃吐吞酸，

清泻肝火兼降逆，辛开苦降呕自安。

玉 女 煎
《景岳全书》

【主治症状】头痛、牙痛，或牙齿松动，牙龈出血，烦热干渴，舌红苔黄而干。亦治消渴，消谷善饥等。

【病机】少阴肾水不足，阳明胃火有余。

【辨证】胃热阴虚证（足阳明热有余，足少阴阴不足）；消渴（消谷善饥）。

【治法】清胃热，滋肾阴。

【选药与方解】

君：石膏 15～30g——清泻胃火。

臣：熟地 9～30g——滋补肾阴。

佐：知母 5g——助石膏泻胃火，助地滋阴。

麦冬 6g——清热养阴。

佐使：牛膝 5g——补肾，引热下行。

【配伍特点】虚实并治，以治实为主；清养共进，以清胃热为主。

【用法与运用】

1. 煎服法 汤剂，水煎服，1 日 2 次。

2. 禁忌证 脾虚便溏者慎用。

3. 加减运用 口干明显，加石斛、沙参生津止渴；牙齿出血较多，去熟地，加生地、玄参以清热凉血；火盛，加栀子、地骨皮以清热泻火。

4. 现代临床应用 牙龈炎、口腔溃疡、急性口腔炎、糖尿病等属于胃热阴虚者。

【方歌】

玉女煎中有牛膝，石膏知母麦熟地，

胃热阴虚牙痛证，清胃滋阴此方宜。

清 胃 散
《脾胃论》

【主治症状】牙痛牵引头疼，面颊发热，其齿喜冷恶热，或牙宣出血，或牙龈红肿溃烂，或唇舌腮颊肿痛，口气热臭，口干舌燥，舌红苔黄，脉滑数。

【病机】胃有积热，循经上攻。

【辨证】胃火牙痛。

【治法】清胃凉血。

【选药与方解】

君：黄连6g——清泻胃火。

臣：升麻9g——清热解毒，治胃火牙痛；升散透发，宣达郁遏之伏火。

　　黄连得升麻，降中寓升，泻火而无凉遏之弊；升麻得黄连，散火而无升焰之虞。

　　生地6g——凉血滋阴。

　　丹皮9g——凉血清热，皆为臣药。

佐：当归6g——养血活血，助消肿止痛。

使：升麻9g——引入阳明胃经。

【配伍特点】气血两清，升中有降，泻中有补。

【用法与运用】

1. 煎服法　汤剂，水煎服，每日2次。

2. 禁忌证　风寒牙痛或肾虚虚火牙痛者不宜使用。

3. 加减运用　肠燥便秘者，加大黄以导热下行；口渴饮冷者，加重石膏用量，加玄参、花粉以清热生津；胃火炽盛之牙衄，加牛膝导血热下行。

4. 现代临床应用　口腔炎、牙周炎、三叉神经痛等属胃火上攻者。

【方歌】

清胃散用升麻连，当归生地牡丹全，

清胃凉血治牙痛，颊肿口臭与牙宣。

【附方】

泻黄散（《小儿药证直诀》，又名泻脾散）

组成：藿香叶七钱（21g），山栀仁一钱（3g），石膏五钱（15g），甘草三两（90g），防风去芦，切，焙，四两（120g）。

用法：上药锉，同蜜、酒微炒香，为细末。每服一至二钱（3～6g），水一盏，煎至五分，温服清汁，无时。

功用：泻脾胃伏火。

主治：脾胃伏火证。口疮口臭，烦渴易饥，口燥唇干，舌红脉数，以及脾热弄舌等。

第五节 清热祛暑

适应证：夏月暑热证。症见身热烦渴，汗出体倦，小便不利，脉数等。

新加香薷饮
《温病条辨》

【主治症状】发热头痛，恶寒无汗，口渴面赤，胸闷不舒，舌苔白腻，脉浮而数。

【病机】暑温初起，复感于寒。

【辨证】暑温夹寒证。

【治法】祛暑解表，清热化湿。

【选药与方解】

君：香薷 6g——解表散寒，祛暑化湿。

臣：扁豆花 9g，金银花 9g，连翘 6g——轻清外透上焦气分暑热。

佐：厚朴 6g——芳香行气化湿。

【配伍特点】解表与化湿并用，健脾与行气兼顾。

【用法与运用】

1. **煎服法** 汤剂，水煎服，每日 2 次。

2. **禁忌证** 气阴已伤者，不宜使用。

3. **加减运用** 暑热重，发热较甚，加青蒿、滑石以清透暑热，降利湿热；湿偏重，加藿香、佩兰以醒脾化湿。

4. **现代临床应用** 口腔炎、牙周炎、三叉神经痛等属胃火上攻者。

【方歌】

新加香薷用银翘，厚朴扁豆五药妙，

暑温初起复感寒，温凉并用暑自消。

六 一 散

《伤寒直格》

【主治症状】身热烦渴，小便不利，或泄泻。

【病机】暑邪夹湿。

【辨证】暑湿证。

【治法】清暑利湿。

【选药与方解】

君：滑石18g——清热解暑，渗湿利尿。

臣：生甘草3g——清热泻火，益气和中。

【配伍特点】清热祛暑与利湿化气并行。

【用法与运用】

1. 煎服法 共为细末，每服9g，每日3次，温开水调下；或作汤剂，包煎。

2. 禁忌证 脾虚者不宜使用。

3. 加减运用 暑重湿轻，加淡竹叶、西瓜翠衣以祛暑；加栀子、车前子、金钱草、海金沙等用于湿热下注之热淋、石淋。

4. 现代临床应用 膀胱炎、尿道炎、急性肠炎等属湿热者。

【方歌】

六一散用滑石草，清暑利湿有功效，

益元碧玉与鸡苏，砂黛薄荷加之好。

【附方】

1. 益元散 （《伤寒直格》）

组成：即六一散加辰砂，灯心汤调服。

功用：清心解暑，兼能安神。

主治：暑湿证兼心悸怔忡、失眠多梦者。

2. 碧玉散 （《伤寒直格》）

组成：即六一散加青黛，令如浅碧色。

功用：清解暑热。

主治：暑湿证兼有肝胆郁热者。

3. 鸡苏散（《伤寒直格》）

组成：即六一散加薄荷。

功用：疏风解暑。

主治：暑湿证兼微恶风寒、头痛头胀、咳嗽不爽者。

清暑益气汤
《温热经纬》

【主治症状】发热，汗多，心烦，口渴，小便短赤，体倦少气，精神不振，脉虚数。

【病机】外感暑热，耗伤气津。

【辨证】暑热气津两伤证。

【治法】清暑益气，养阴生津。

【选药与方解】

君：西洋参 5g——益气生津，养阴清热。

　　西瓜翠衣 30g——清热解暑。

臣：荷梗 15g——清热解暑。

　　石斛 15g，麦冬 9g——养阴清热。

佐：黄连 3g，知母 6g，竹叶 6g——清心热除烦。

佐使：甘草 3g，粳米 15g——益胃和中，调和药性。

【用法与运用】

1. 煎服法 汤剂，水煎服，1 日 2 次。

2. 禁忌证 暑热夹湿者不宜使用。

3. 加减运用 夹有湿邪，减量麦冬、知母，加佩兰、六一散清化湿热。

4. 现代临床应用 小儿夏季热、中暑证等属暑伤气津者。

【方歌】

清暑益气荷参翠，竹连知麦斛米随，

暑热气津两伤证，养阴生津甘草催。

【附方】

清暑益气汤（《温热经纬》）

组成：西洋参 5g，石斛 15g，麦冬 9g，黄连 3g，竹叶 6g，荷梗 15g，知母

6g，甘草 3g，粳米 15g，西瓜翠衣 30g（原书未注用量）。

功用：清暑益气，养阴生津。

主治：暑热气津两伤证。症见身热汗多，口渴心烦，小便短赤，体倦少气，精神不振，脉虚数。

第六节 清 虚 热

适应证：热病后期，邪留未尽，阴液已伤。见暮热朝凉，舌红少苔；肝肾阴虚，致骨蒸潮热或久热不退。

青蒿鳖甲汤
《温病条辨》

【**主治症状**】夜热早凉，热退无汗，舌红苔少，脉细数。

【**病机**】温病后期，阴液已伤，余热未尽，深伏阴分。

【**辨证**】温病后期，邪伏阴分，阴液已伤。

【**治法**】养阴透热。

【**选药与方解**】

君：青蒿 6g——清热透邪，引邪外出。

　　鳖甲 15g——滋阴退热，入络搜邪。

臣：生地 12g，知母 6g——滋阴清热。

佐：丹皮 9g——凉血透热（辛苦性凉）。

【**用法与运用**】

1. 煎服法　汤剂，水煎服，1 日 2 次。

2. 禁忌证　阴虚欲抽搐者不宜使用。

3. 加减运用　暮热早凉，汗解渴饮，去生地，加天花粉；兼肺阴虚，加沙参、麦冬；小儿夏季热，加白薇、荷梗。

4. 现代临床应用　不明原因发热、慢性病出现消耗性发热、传染病恢复期低热、慢性肾盂肾炎、肾结核、外科手术后低热等属阴虚内热者。

【方歌】

青蒿鳖甲知地丹，夜热早凉退无汗，

温后邪伏阴分证，养阴透热服之安。

清 骨 散
《证治准绳》

【主治症状】 骨蒸潮热，或低热日久不退，形体消瘦，唇红颧赤，困倦盗汗，或口渴心烦，舌红少苔，脉细数等。

【病机】 肝肾阴虚，虚火内扰。

【辨证】 肝肾阴虚，虚火内扰证。

【治法】 清虚热，退骨蒸。

【选药与方解】

君：银柴胡 5g——直入阴分而清热凉血，善退虚劳骨蒸之热。

臣：知母 3g——泻火滋阴以退虚热。

　　胡黄连 3g——入血分而清虚热。

　　地骨皮 3g——凉血而退有汗之骨蒸。

佐：秦艽 3g，青蒿 3g——清虚热，透伏热，使之外解。

　　鳖甲 3g——咸寒，滋阴潜阳，又引药入阴分。

使：甘草 2g——调和诸药，并防苦寒药物损伤胃气。

【配伍特点】 清透伏热以治标，兼滋养阴液以治本。

【用法与运用】

1. 煎服法　汤剂，水煎服，1 日 2 次。

2. 禁忌证　阴虚无骨蒸者不宜使用。

3. 加减运用　血虚者，加当归、白芍、生地以益阴养血；咳嗽多者，加阿胶、麦门冬、五味子以益阴润肺止咳。

4. 现代临床应用　结核病，或其他慢性消耗性疾病的发热骨蒸属阴虚内热者。

【方歌】

清骨散君银柴胡，胡连秦艽鳖甲辅，

地骨青蒿知母草，骨蒸劳热一并除。

【附方】

秦艽鳖甲散（《卫生宝鉴》）

组成：地骨皮、柴胡、鳖甲去裙，酥炙，用九肋者，各一两（9g），秦艽、知母、当归各半两（各5g）。

用法：上药为粗末，每次五钱（15g），水一盏，青蒿五叶，乌梅一个，煎至七分，去滓。空心，临卧温服。

功用：滋阴养血，清热除蒸。

主治：阴亏血虚，风邪传里化热之风劳病。骨蒸盗汗，肌肉消瘦，唇红颊赤，口干咽燥，午后潮热，咳嗽，困倦，舌红少苔，脉细数。

当归六黄汤
《外台秘要》

【**主治症状**】发热盗汗，面赤心烦，口干唇燥，大便干结，小便黄赤，舌红苔黄，脉数。

【**病机**】阴虚火旺，气虚不固。

【**辨证**】阴虚火旺之盗汗证。

【**治法**】滋阴泻火，固表止汗。

【**选药与方解**】

君：当归6g，生地黄6g，熟地黄6g——滋养阴血，壮水制火。

臣：黄连6g，黄芩6g，黄柏6g——泻火除烦，清热坚阴。

佐：黄芪12g——益气实卫固表止汗。

【**用法与运用**】

1. 煎服法 汤剂，水煎服，1日2次。

2. 禁忌证 脾虚纳少便溏者不宜使用。

3. 加减运用 阴虚而实火较轻者，可去黄连、黄芩，加知母泻火不伤阴；阴虚阳亢者，加白芍、龟甲以滋阴潜阳；盗汗甚者，加浮小麦、山萸肉、五味子以增强止汗。

4. 现代临床应用 甲状腺功能亢进症、结核病、糖尿病、更年期综合征等属于阴虚火旺者。

【方歌】

当归六黄二地黄，芩连芪柏共煎尝，

滋阴泻火兼顾表，阴虚火旺盗汗良。

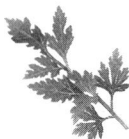

第八章 温 里 剂

重点概述

【概念】凡以温热药为主组成，具有温里助阳、散寒通脉等作用，治疗各种里寒证的方剂，统称为温里剂。属于"八法"中的"温法"。

【适应证】里寒证（中焦虚寒、阴盛阳衰、寒在经脉）。

【分类及代表方】

温中祛寒——理中丸、小建中汤。

回阳救逆——四逆汤。

温经散寒——当归四逆汤。

【注意事项】

1. 辨清寒热与真假。

2. 因人制宜，因时制宜，因地制宜。

3. 必要时可酌情配伍反佐药或使用反佐法。

4. 素体阴虚，或失血病证，不可过剂，中病即止，以免辛热之品劫阴动血。

第一节 温中祛寒

适应证：中焦虚寒证。症见脘腹胀满，肢体倦怠，手足不温，吞酸吐涎，恶心呕吐，或腹痛下利，不思饮食，口淡不渴，苔白滑，脉沉细或沉迟。

理 中 丸
《伤寒论》

【主治症状】脘腹绵绵作痛，喜温喜按，脘痞食少呕吐，大便稀溏，畏寒肢冷，体倦乏力，面色不华，口不渴，舌淡苔白润，脉沉细或沉迟无力；便血，吐血，衄血，崩漏，血色暗淡，质清稀。

【病机】脾胃虚寒，运化无力，升降失常。

【辨证】阳虚失血；小儿慢惊，病后喜唾涎沫，以及胸痹等中焦虚寒证。

【治法】温中祛寒，补气健脾。

【选药与方解】

君：干姜 9g——温中祛寒。

臣：人参 9g——补气健脾（气旺则阳亦复）。

佐：白术 9g——健脾燥湿（脾为湿土，喜燥而恶湿）。

使：甘草 9g——益气和中，调和诸药。

【配伍特点】温补并用，以温为主。

【用法与运用】

1. 煎服法　上药共为细末，炼蜜为丸，每丸 9g，每次 1 丸，温开水送服。临床可以根据病情改为作用力强的汤剂。

2. 禁忌证　阴虚内热、外感发热及阴血虚少者忌用。

3. 加减运用

（1）本方加附子，名附子理中丸（《太平惠民和剂局方》）。温阳祛寒，补气健脾。用于脾胃虚寒重症或兼肾阳虚者。

（2）呕吐明显，加半夏、生姜降逆止呕；腹泻清稀，加茯苓、白扁豆健脾渗湿止泻；阳虚失血，加灶心土、艾叶温经止血；胸痹，加桂枝、薤白、枳实及适量白酒振奋心阳。

4. 现代临床运用　急慢性胃肠炎、胃下垂、胃扩张、胃及十二指肠溃疡、慢性结肠炎、功能失调性子宫出血等属于脾胃虚寒者。

【方歌】

脾胃虚寒理中丸，补气健脾温散寒，

干姜人参白术草，呕利腹痛服之安。

小 建 中 汤
《伤寒论》

【主治症状】腹中拘急疼痛，喜温喜按，神疲乏力，虚怯少气；心中悸动，虚烦不宁，面色无华；四肢酸楚，手足烦热，咽干口燥，舌淡苔白，脉细弦。

【病机】中焦虚寒，肝脾不和，化源不足。

【辨证】中焦虚寒之虚劳里急证（中焦虚寒，营血不足，阳虚发热）。

【治法】温中补虚，和里缓急。

【选药与方解】

君：饴糖（重用）30g——温中补虚，和里缓急。

臣：桂枝9g——温阳祛寒。

白芍18g——益阴养血和营，缓急止痛。

佐：生姜9g——温胃散寒。

大枣6枚——补脾益气。

使：炙甘草6g——助饴糖、桂枝养阳，温中缓急；又合芍药酸甘化阴，柔肝益脾和营。

本方由桂枝汤倍芍药加饴糖而成。

【配伍特点】重用甘温，建立中气；辛甘化阳，酸甘化阴，调和阴阳。

【用法与运用】

1. 煎服法 水煎服，饴糖烊化，1日2次。

2. 禁忌证 脾虚湿停、吐蛔者忌用。

3. 加减应用

（1）本方加黄芪，名黄芪建中汤（《金匮要略》）。温中补气，和里缓急。用于虚劳里急，诸种不足。

（2）本方加当归，名当归建中汤（《千金要方》）。温补气血，缓急止痛。主治中焦虚寒，营血不足，妇人产后虚弱不足。

（3）由饴糖、蜀椒、干姜、人参组成，大建中汤（《金匮要略》）。温中补虚，降逆止痛。主治中阳衰弱、阴寒内盛证，心胸寒痛，呕而不能饮食，舌苔白滑。

4. 现代临床运用 慢性胃肠炎、胃及十二指肠溃疡、慢性肠炎、慢性肝炎、神经衰弱等属于脾胃虚寒者。

【方歌】

小建中汤重饴糖, 芍药桂枝草枣姜,

温中补虚和里急, 阴阳和调补中脏。

吴茱萸汤

《伤寒论》

【主治症状】食后泛泛欲呕, 或呕吐酸水, 或干呕, 或吐清涎冷沫, 胸满脘痛, 巅顶头痛, 畏寒肢凉, 甚则伴手足逆冷, 大便泄泻, 烦躁不宁, 舌淡苔白滑, 脉沉弦或迟。

【病机】肝胃虚寒, 浊阴上逆。

【辨证】肝胃虚寒, 浊阴上逆证。

【治法】温中补虚, 降逆止呕。

【选药与方解】

君: 吴茱萸9g——温肝暖胃, 降逆止呕。

臣: 生姜18g——温胃散寒, 降逆止呕。

佐: 人参9g——益气健脾。

使: 大枣4枚——益气和中, 调和诸药。

【配伍特点】温中与降逆并施, 肝胃同治。

【用法与运用】

1. 煎服法 汤剂, 水煎服, 每日2次。

2. 禁忌证 胃热呕吐, 阴虚呕吐, 或肝阳上亢之头痛均禁用。

3. 加减运用 呕吐较甚者, 加半夏、陈皮、砂仁等, 以和胃止呕; 头痛较甚者, 加川芎以加强止痛; 肝胃虚寒重证, 可加干姜、小茴香等温里祛寒。

4. 现代临床运用 慢性胃炎、妊娠呕吐、神经性呕吐、神经性头痛、耳源性眩晕等属肝胃虚寒者。

【方歌】

吴茱萸汤姜参枣, 温中补虚降逆好,

阳明寒呕少阴利, 厥阴头痛呕涎消。

第二节 回阳救逆

适应证：阳气衰微，内外俱寒，甚则阴盛格阳或戴阳证。症见四肢厥冷，恶寒蜷卧，呕吐腹痛，下利清谷，精神萎靡，脉沉细或沉微。

四 逆 汤

《伤寒论》

【主治症状】 四肢厥逆，恶寒蜷卧，神衰欲寐，气息微弱，面色苍白，腹痛，呕吐，下利，口不渴，舌苔白滑，脉微细。

【病机】 少阴阴寒内盛，阳气衰微。

【辨证】 少阴病，亡阳证。

【治法】 回阳救逆。

【选药与方解】

君：附子 15g——温肾祛寒，回阳救逆。

臣：干姜 9g——温中祛寒，助附子回阳救逆。

佐：炙甘草 6g——益气温中，解附子毒，缓姜、附峻烈之性。

【配伍特点】 脾肾兼顾，温补结合。

【用法与运用】

1. 煎服法 附子先煎 30～60 分钟，再入余药，水煎服，温服。

2. 禁忌证 真热假寒及热厥和阳郁厥逆之证者忌用；中病即止，不可久服；服药呕吐者，可采用冷服法。

3. 加减运用 本方加人参，名四逆加人参汤（《伤寒论》）。回阳救逆，益气固脱。用于阳衰气脱证。

4. 现代临床运用 心肌梗死、心力衰竭、胃肠道疾病吐泻过多或某些急症大汗而出现休克，属于阳衰阴盛者。

【方歌】

四逆汤中附草姜，回阳救逆肢厥方，

少阴阳衰阴盛证，神疲蜷卧急煎尝。

回阳救急汤
《伤寒六书》

【主治症候表现】四肢厥冷，神衰欲寐，恶寒蜷卧，吐泻腹痛，口不渴，甚则身寒战栗，或指甲口唇青紫，或吐涎沫，舌淡苔白，脉沉微，甚或无脉。

【病机】寒邪直中三阴，阴寒内盛，真阳衰微欲脱。

【辨证】寒邪直中三阴，真阳衰微证。

【治法】回阳固脱，益气生脉。

【选药与方解】

君：附子9g——温肾壮阳，祛寒救逆。

臣：干姜5g，肉桂3g——温中散寒，助阳通脉。

佐：人参6g，白术9g，茯苓9g——益气健脾。

陈皮6g，半夏9g——燥湿化痰。

五味子3g——益气生脉。

麝香0.1g——通行经脉。

使：甘草6g——益气补中，调和药性，缓和姜、附峻烈及毒性。

【用法与运用】

1. **煎服法** 汤剂，水煎服，麝香冲服。

2. **禁忌证** 辛热峻猛，不宜过量久服。

3. **加减运用** 呕吐涎沫，或少腹痛者，加盐炒吴茱萸，温胃暖肝，下气止呕；泄泻不止者，加升麻、黄芪等益气升阳止泻；呕吐不止者，加姜汁温胃止呕。

4. **现代临床运用** 急性胃肠炎吐泻过多、休克、心力衰竭等属亡阳欲脱者。

【方歌】

回阳救急用六君，桂附干姜五味群，

加麝三厘或胆汁，三阴寒厥有奇勋。

第三节 温经散寒

适应证：阳气不足，阴血虚弱，复有外寒伤于经络，血脉不利之证。

当归四逆汤
《伤寒论》

【主治症状】手足厥寒，或腰、股、腿、足、肩臂疼痛，口不渴，舌淡苔白，脉沉细或细而欲绝。

【病机】营血虚弱，寒凝经脉，血行不利。

【辨证】血虚寒厥证。

【治法】温经散寒，养血通脉。

【选药与方解】

君：当归 12g——补血和血，为温补肝经之要药。

　　桂枝 9g——温经散寒，温通血脉。

臣：细辛 3g——温经散寒，助桂枝温通血脉。

　　白芍 9g——养血和营，助当归补养营血。

佐：通草 6g——通经脉，畅血行。

使：大枣 8 枚，甘草 6g——益气健脾，调和诸药。

【配伍特点】温阳与散寒并用，养血与通脉兼施。

【用法与运用】

1. 煎服法 汤剂，水煎服，1 日 2～3 次。

2. 禁忌证 少阴阳虚寒厥者忌用。

3. 加减运用 腰腿疼痛，加牛膝、鸡血藤、木瓜活血化瘀通络；手足冻疮者，不论未溃或溃破者，可用本方加减治疗；妇女血虚寒凝之痛经，加乌药、茴香、香附等理气止痛。

4. 现代临床运用 冻疮、肩周炎、痛经、血栓闭塞性脉管炎、风湿性关节炎等属于血虚寒凝经脉者。

【方歌】

当归四逆桂枝芍，细辛通草与草枣，

温经散寒又通脉，血虚寒厥此方好。

黄芪桂枝五物汤
《金匮要略》

【主治症状】肌肤麻木不仁，或肢体疼痛，或汗出恶风，舌淡苔白，脉微涩或紧。

【病机】素体虚弱，风邪袭脉，血脉凝涩。

【辨证】血痹证。

【治法】益气和血，温经通痹。

【选药与方解】

君：黄芪9g——补脾肺之气，固表实卫。

臣：桂枝9g——发散风寒，温经通络。

芍药9g——养血和营。二药调和营卫。

佐：生姜18g——助桂枝疏散风寒，温经通脉。

使：大枣12枚——益气养血，和中调药。

【用法与运用】

1. 煎服法　汤剂，水煎服，1日2～3次。

2. 禁忌证　血痹属热者不宜使用。

3. 加减运用　血虚者，加当归、鸡血藤以养血和血；血瘀者，加地龙、川芎、桃仁、红花以活血化瘀；风邪重，加防风、白花蛇、全蝎。

4. 现代临床运用　末梢神经炎、面瘫、中风后遗症等属于气血虚滞者。

【方歌】

黄芪桂枝五物汤，芍药大枣与生姜，

益气温经和营卫，血痹风痹功效良。

阳　和　汤
《外科证治全生集》

【主治症状】阴疽，如贴骨疽、脱疽、流注、痰核、鹤膝风等，患处漫肿无头，皮色不变，酸痛无热，口中不渴，舌淡苔白，脉沉细或迟细。

【病机】素体阳虚，营血不足，寒凝痰滞，痹阻于肌肉、筋骨、血脉而成。

【辨证】阴疽。

【治法】温阳补血，散寒通滞。

【选药与方解】

君：熟地黄30g——温补营血，填精补髓。

鹿角胶9g——温肾阳，益精血。

臣：肉桂3g，姜炭2g——温阳散寒，温通血脉。

佐：白芥子6g——可达皮里膜外，温化寒痰，通络散结。

麻黄2g——宣通毛窍，开肌腠，散寒凝。

使：生甘草3g——解毒，调和诸药。

【配伍特点】温阳与补血并用，祛痰与通络相伍，使阳虚得补，营血得充，寒凝痰滞得除。

【用法与运用】

1. 煎服法 汤剂，水煎服，1日2~3次。

2. 禁忌证 少阴阳虚寒厥者忌用。

3. 加减运用 腰腿疼痛，加牛膝、鸡血藤、木瓜活血化瘀通络；手足冻疮者，不论未溃或溃破者，可用本方加减治疗；妇女血虚寒凝之痛经，加乌药、茴香、香附等理气止痛。

4. 现代临床运用 冻疮、肩周炎、痛经、血栓闭塞性脉管炎、风湿性关节炎等属于血虚寒凝经脉者。

【方歌】

阳和熟地鹿角胶，白芥肉桂麻黄草，

温阳补血又散寒，阴疽流注通滞妙。

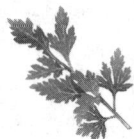

第九章 补 益 剂

重点概述

【概念】凡以补益药为主组成，具有补养人体气、血、阴、阳等作用，主治各种虚证的方剂，统称为补益剂。属于"八法"中的"补法"。

【适应证】虚证，包括气虚、血虚、阴虚、阳虚、气血两虚、阴阳两虚。

【分类及代表方】

补气——四君子汤、参苓白术散、补中益气汤、玉屏风散、生脉散。

补血——四物汤、当归补血汤、归脾汤。

气血双补——炙甘草汤。

补阴——六味地黄丸、左归丸、大补阴丸、一贯煎。

补阳——肾气丸、右归丸。

阴阳并补——地黄饮子。

【注意事项】

1. 辨清虚证的性质和病变脏腑

《难经·十四难》："损其肺者，益其气；损其心者，调其营卫；损其脾者，调其饮食，适其寒温；损其肝者，缓其中；损其肾者，益其精。"

2. 间接补其虚

(1) 补气生血　《温病条辨》："血虚者，补其气而血自生。"

(2) 阴阳互求　《类经》："善补阳者，必于阴中求阳，则阳得阴助而生化无穷；善补阴者，必于阳中求阴，则阴得阳升而泉源不竭。"

(3) 子虚补母　"培土生金""滋水涵木"。

(4) 补益先后天　即通过补脾或补肾以间接补养虚损之脏。肾为先天之本，肾中阴阳为五脏六腑之根本；而脾为后天之本，气血生化之源，五脏六腑之气血阴阳皆有赖于脾所运化的水谷精微的不断充养，以保持充沛不衰。

3. 须顾护病人的脾胃功能 脾胃素弱者，"虚不受补""填补必先理气"；滋腻之品，易碍胃气；酌加健脾和胃，消导化滞之品。

4. 兼湿阻、痰滞、热扰、食积等实邪者，采取先攻后补，或先补后攻，或攻补兼施之法。

5. 文火久煎，煎煮三次。

第一节 补 气

适应证：气虚（脾虚、肺虚）证。症见肢体倦怠，短气乏力，动则气促，声低懒言，面色萎白，食欲不振，舌淡苔白，脉弱或虚弱。

四君子汤
《太平惠民和剂局方》

【主治症状】饮食减少，大便溏薄，面色萎白，语声低微，四肢乏力，舌淡苔白，脉虚弱。

【病机】脾胃气虚，运化无权，气血乏源。

【辨证】脾胃气虚证。

【治法】益气健脾。

【选药与方解】

君：人参9g——甘温益气，健脾养胃。

臣：白术9g——益气健脾燥湿。

佐：茯苓9g——渗湿健脾。

使：甘草9g——益气和中，调和诸药。

【用法与运用】

1. 煎服法 汤剂，水煎服，1日2次。

2. 加减运用

（1）本方加陈皮、生姜、大枣，名异功散（《小儿药证直诀》）。益气健脾，行气化滞。用于脾胃气虚兼气滞证，食少、便溏、胸脘痞闷不舒或呕泻。

（2）本方加半夏、陈皮、生姜、大枣，名六君子汤（《医学正传》）。益气健脾，燥湿化痰。主治脾胃气虚兼痰湿证，面色萎白，语声低微，气短乏力，食少便溏，咳嗽痰多色白，恶呕，胸脘痞闷，舌淡苔白腻，脉虚。

（3）本方加木香、砂仁、半夏、陈皮、生姜、大枣，名香砂六君子汤（《古今名医方论》）。益气化痰，行气温中。主治脾胃气虚，湿阻气滞证，症见呕吐痞闷，不思饮食，腹胀痛，消瘦倦怠。

3. 现代临床运用　慢性胃炎、胃及十二指肠溃疡等属于脾胃气虚者。

【方歌】

四君参术苓炙草，补气健脾效果好，

便溏声低又乏力，脾胃气虚服之妙。

【比较】四君子汤与理中丸

四君子汤与理中丸均用人参、白术、甘草。四君子汤以人参配白术，佐以茯苓，重在补益脾胃之气，用于脾胃气虚证；理中丸以人参配干姜为主，重在温中补虚，适用于脾胃虚寒证。

参苓白术散
《太平惠民和剂局方》

【主治症状】饮食不化，胸脘痞闷，肠鸣泄泻，四肢乏力，形体消瘦，面色萎黄，舌淡苔白腻，脉虚缓。

【辨证】脾虚湿盛证。也可用于肺脾气虚痰湿咳嗽者。

【治法】益气健脾，渗湿止泻。

【选药与方解】

君：人参 15g，白术 15g，茯苓 15g——益气健脾。

臣：山药 15g，莲子 9g——健脾止泻。

　　白扁豆 12g，薏苡仁 9g——健脾渗湿。

佐：砂仁 6g——行气化滞，醒脾和中。

　　桔梗 6g——宣利肺气，通调水道；载药上行，培土生金。

使：炙甘草 9g——益气补中，调和药性。

【用法与运用】

1. 煎服法　共为细末，每次 6g，枣汤送服，1 日 2~3 次。

2. 加减运用　里寒腹痛者，加干姜、肉桂温中散寒止痛；食少者，加炒麦芽、焦山楂、焦神曲以消食和胃；痰多色白者，加半夏、陈皮燥湿化痰。

3. 现代临床运用 慢性胃肠炎、贫血、慢性支气管炎、慢性肾炎及妇科疾病等属于脾虚夹湿者。

【方歌】

参苓白术薏莲肉，药枣砂仁桔扁豆，

益气健脾又止泻，脾虚夹湿甘草候。

补中益气汤

《内外伤辨惑论》

【主治症状】 食少便溏，少气懒言，体倦肢软，面色萎白；脱肛、子宫脱垂，久泻久痢，崩漏；气虚发热，清阳下陷，郁遏阳气，化火上攻。

【病机】 脾胃气虚，中气下陷，固摄无力。

【辨证】 脾胃气虚，气虚下陷，气虚发热。

【治法】 补中益气，升阳举陷。

【选药与方解】

君：黄芪18g——补中益气，升阳固表。

臣：人参6g，白术6g——益气健脾，助君补气生阳。

佐：当归6g——养血补虚（气虚日久致血虚）。

　　陈皮6g——理气和胃，使补而不滞。

　　升麻6g，柴胡6g——升阳举陷。

佐使：甘草9g——和中，调药。

【配伍特点】

1. 补气之配伍 黄芪、人参、白术与陈皮同用，补气为主，补而不滞；黄芪、人参、白术与当归同用，补气为主，补而不燥；黄芪、人参、白术与升麻、柴胡同用，补气为主，少量升提。

2. 体现了"甘温除热法" "甘温除热法"是指用性味甘温的药物组合成方，以治疗机体因虚而发热的一种治法。补中益气汤中，芪、参、术、草等药物益气健脾，治疗气虚发热证，可使脾胃气旺，清阳得以上升，元气充足，营卫调和，脏腑功能协调平衡，虚热自退。气虚发热的机制，多数人认为，气虚发热多为劳倦内伤，脾胃气虚，以致脏腑功能失调或阳气外越而致。遵《内经》"劳者温之""损者益之"以及"温能除大热"之旨，本方以

"辛甘温之剂，补其中而升其阳"的方法治之，体现了"甘温除热"。

【用法与运用】

1. 煎服法 汤剂，水煎服，1日2~3次；或丸剂，每次9g，温开水或姜枣汤送服。

2. 禁忌证 阴虚发热与内热炽盛者忌用。

3. 加减运用 加苏叶用于虚人感冒；腹痛，加白芍；气滞，加木香、枳壳理气解郁；咳嗽，加麦冬、五味子敛肺止咳。

4. 现代临床运用 内脏下垂、脱肛、重症肌无力、乳糜尿、慢性肝炎、月经过多、眼睑下垂、麻痹性斜视等属于脾胃气虚或中气下陷者。

【方歌】

补中益气参术草，黄芪归陈麻柴好，

气虚发热兼升阳，甘温除热方法妙。

玉 屏 风 散
《丹溪心法》

【主治症状】汗出恶风，面色㿠白，舌淡苔薄白，脉浮虚。

【病机】卫气虚弱，不能固表。

【辨证】表虚自汗，亦治虚人腠理不固，易感风邪。

【治法】益气固表止汗。

【选药与方解】

君：黄芪60g——内可大补脾肺之气，外可固表止汗。

臣：白术60g——健脾益气，助黄芪加强固表之力。

佐：防风30g——走表祛风邪，合芪、术则扶正为主，兼以祛邪。

【用法与运用】

1. 煎服法 研末，每日2次，每次6~9g，大枣煎汤送服；亦可作汤剂，水煎服，用量按原方比例酌减。

2. 加减运用 自汗较重，加浮小麦、煅牡蛎、麻黄根等收涩止汗；气短乏力者，加人参，重用黄芪益气补虚。

3. 现代临床运用 体虚感冒、慢性鼻炎、过敏性鼻炎等属于表虚不固而外感风邪者。

【方歌】

玉屏风散芪术风，表虚自汗效最灵，

益气固表兼止汗，汗出恶风此方应。

生 脉 散
《医学启源》

【主治症状】汗多神疲，体倦乏力，气短懒言，咽干口渴，舌干红少苔，脉虚数。久咳肺虚，干咳少痰，短气自汗，口干舌燥，脉虚细。

【病机】肺气虚损，元气不足，阴液匮乏，津气耗散。

【辨证】温热、暑热，耗气伤阴证；久咳伤肺，气阴两虚证。

【治法】益气生津，敛阴止汗。

【选药与方解】

君：人参9g——益元气，补肺气，生阴津。

臣：麦冬9g——养阴清热，润肺生津。

佐：五味子6g——敛肺止汗，生津止渴。

【配伍特点】黄芪、白术得防风，益气固表不留邪，解表祛风不伤正。

【用法与运用】

1. **煎服法** 汤剂，水煎服，1日2~3次。

2. **加减运用** 加西洋参双补气阴。

3. **现代临床运用** 冠心病、心绞痛、心律不齐、肺结核、慢性支气管炎等属于气阴两虚者。

【方歌】

生脉麦冬五味参，益气生津又敛阴，

内外气阴两伤证，多汗久咳服之灵。

人参蛤蚧散
《御药院方》

【主治症状】咳嗽气喘，呼多吸少，声音低怯，痰稠色黄，或咳吐脓血，胸中烦热，身体羸瘦，或遍身浮肿，脉浮虚。

【病机】肺肾虚衰，痰热内蕴，气逆不降。

【辨证】肺肾气虚，痰热内蕴。

【治法】补肺益肾，止咳定喘。

【选药与方解】

君：蛤蚧150g——补肺益肾，定喘止嗽。

人参60g——大补元气，补益脾肺。

臣：茯苓60g——渗湿健脾。

佐：杏仁150g，桑白皮60g——肃降肺气，以定喘咳。

知母60g，贝母60g——清热润肺，化痰止咳。

使：甘草150g——调和诸药。

【配伍特点】虚实并治，标本兼顾。

【用法与运用】

1. 煎服法 共为细末，1日6~9g，温开水冲服。

2. 禁忌证 肺肾两虚偏寒之咳喘，或兼新感外邪者，不宜使用。

3. 加减运用 阴虚甚者，加麦冬、百合、沙参以养阴润肺；咳吐脓血或痰中带血，加白茅根、地榆炭、侧柏炭以清热凉血止血。

4. 现代临床运用 支气管哮喘、慢性支气管炎、支气管扩张症、肺结核等属于虚喘兼痰热者。

【方歌】

补益人参蛤蚧散，专治痰血与咳喘，

桑皮二母杏苓草，若非虚热慎勿餐。

第二节 补 血

适应证：血虚（心、肝、脾）证。症见头晕眼花，面色苍白无泽；唇色淡，爪甲枯瘪；心悸，失眠；大便干燥；妇女月经延期，量少色淡；舌淡红，苔滑少津，脉细数或细涩。

配伍用药：直接补血，加补血药；间接补血，加补气药可以益气生血；加补肾药意在肝肾同源；加活血药意在祛瘀生新。

四 物 汤
《仙授理伤续断秘方》

【主治症状】头昏目眩，面色无华，心悸失眠，唇淡甲枯，舌淡脉细弦或细涩；经少或闭经；胎动下血，漏下；月经不调，脐腹作痛。

【病机】营血虚滞，脏腑形体失濡。

【辨证】营血虚滞证（血虚而又血行不利）。

【治法】补血和血。

【选药与方解】

君：熟地 12g——滋补阴血，补肾填精。

臣：当归 12g——补血养肝，和血调经。

佐：白芍 12g——养血柔肝和营。

川芎 12g——活血行气。

【配伍特点】熟地、白芍与当归、川芎相配，补血不滞血，活血不伤血。

【用法与运用】

1. 煎服法 汤剂，水煎服，1 日 2～3 次。

2. 禁忌证 阴虚发热及血崩气脱者不宜使用。

3. 加减应用

（1）胶艾四物汤（《金匮要略》） 本方加阿胶、艾叶、甘草。养血止血，调经安胎。主治妇女崩漏，月经过多。现代用于功能失调性子宫出血、先兆流产、不全流产、产后子宫复旧不全等属于冲任虚损者。

（2）桃红四物汤（《医宗金鉴》） 本方加桃仁、红花，养血活血。主治月经提前，血多有块，色紫黏稠。

（3）圣愈汤（《医宗金鉴》）本方加人参、黄芪，补气补血摄血。主治气血虚弱，气不摄血；症见月经提前，量多色淡，四肢乏力。

4. 现代临床运用 女性月经不调、胎产疾病、荨麻疹、骨伤科疾病、过敏性紫癜、神经性头疼属于营血虚滞者。

【方歌】

四物归芎芍熟地，补血和血治心悸，

面白失眠头眩晕，营血虚滞服之宜。

当归补血汤

《内外伤辨惑论》

【主治症状】肌热面赤，烦渴欲饮，舌淡，脉洪大而虚，重按无力。亦治妇人经期、产后血虚，发热头痛，或疮疡溃后，久不愈合者。

【病机】劳倦内伤，血虚气弱，阳气浮越。

【辨证】血虚发热证。

【治法】补气生血。

【选药与方解】

君：黄芪30g——大补脾肺之气，以资气血生化之源（阳生阴长，气旺血充）。

臣：当归6g——补血和营。

【用法与运用】

1. 煎服法　汤剂，水煎服，1日2～3次。

2. 禁忌证　阴虚发热者慎用。

3. 现代临床运用　妇女经期发热、产后发热、贫血、过敏性紫癜等属于血虚者。

【方歌】

当归补血用黄芪，血虚发热服之宜，

肌热烦渴脉无力，补气生血五比一。

归　脾　汤

《正体类要》

【主治症状】食少体倦，面色萎黄，舌淡苔白，脉细弱；脾不统血证，便血、尿血、崩漏、月经过多；失眠，健忘心悸，怔忡。

【病机】脾虚不运，气衰血少，心神失养，血失统摄。

【辨证】心脾气血两虚证，脾不统血证。

【治法】益气补血，健脾养心。

【选药与方解】

君：人参6g，黄芪12g——益气健脾。

臣：白术9g——益气健脾。

　　当归9g，龙眼肉12g——补血养心。

佐：茯神9g，酸枣仁12g，远志9g——安神定志。

　　木香6g——理气醒脾，使补而不滞。

使：甘草3g，生姜，大枣——健脾和中，调和诸药。

【配伍特点】 心脾同治，重在补脾；气血并补，重在补气，气旺血生。

【用法与运用】

1. 煎服法 汤剂，加生姜、大枣，水煎服，1日2~3次。

2. 禁忌证 阴虚血热而出血者不宜使用。

3. 加减运用 偏寒性的出血，加艾叶炭、炮姜炭温经止血；偏热性之出血，加生地炭、阿胶珠、棕榈炭凉血止血。

4. 现代临床运用 胃及十二指肠溃疡出血、功能失调性子宫出血、再生障碍性贫血、血小板减少性紫癜、神经衰弱等属于心脾两虚及脾不统血者。

【方歌】

归脾参芪术草姜，龙眼酸枣茯远香，

益气补血健脾心，心脾两虚是良方。

第三节　气血双补

适应证：气血俱虚证。症见头晕目眩，心悸气短，肢体倦怠，面色无华，舌质淡，苔薄白，脉虚细。

八 珍 汤
《正体类要》

【主治症状】 面色苍白或萎黄，头晕目眩，倦怠乏力，气短懒言，食少，心悸。舌淡苔薄白，脉细弱或虚而无力。

【病机】久病或病后失于调养，或失血过多。

【辨证】气血两虚证。

【治法】补益气血。

【选药与方解】

四君子汤（人参9g，白术9g，茯苓9g，甘草5g）——益气健脾。

四物汤（当归9g，熟地9g，白芍9g，川芎9g）——养血和营。

生姜3片，大枣5枚——调和脾胃。

【用法与运用】

1. 煎服法　汤剂，加生姜、大枣，水煎服，1日2~3次。

2. 加减运用

（1）本方加肉桂、黄芪，名十全大补汤（《太平惠民和剂局方》），温补气血。主治气血两虚证，症见食少，久病腰膝无力，面色萎黄，精神倦怠及疮疡不敛，妇女崩漏等。

（2）本方加黄芪、肉桂、陈皮、五味子、远志，去川芎，名人参养荣汤（《三因极一病证方论》）。益气补血，养心安神。主治心脾气血两虚证，症见倦怠乏力，心虚惊悸，咽干唇燥，腰背强痛，形体消瘦。

3. 现代临床运用　病后虚弱、慢性病及妇女月经不调等属于气血两虚者。

【方歌】

双补气血八珍汤，四君四物枣生姜，

再加黄芪和肉桂，十全大补效更强。

炙甘草汤（复脉汤）

《伤寒论》

【主治症状】虚羸少气，心动悸；舌红少苔或质干而瘦小者；咳嗽，涎唾多，形瘦短气；虚烦不眠，自汗盗汗，咽干舌燥，大便干结，脉虚数。

【病机】阴血不足不能充盈血脉，阳气虚弱不能鼓动血脉，出现脉结代。

【辨证】阴血不足、阳气虚弱证，虚劳肺痿。

【治法】益气滋阴，通阳复脉。

【选药与方解】

君：生地50g——滋阴养血。

炙甘草 12g——补气生血。

臣：阿胶 6g，麦冬 10g，胡麻仁 10g——滋心阴，养心血，充血脉。

人参 6g，大枣 10 枚——益心气，补脾气（气血生化有源）。

佐：桂枝 9g，生姜 9g——温心阳，通血脉。

使：清酒——温通血脉，以行药力。

【配伍特点】气血阴阳俱补；动静结合，补而不滞，辛散不燥。

【用法与运用】

1. 煎服法　汤剂，加清酒、水各半煎服，阿胶烊化，1 日 2～3 次。

2. 加减运用

（1）本方去桂枝、人参、生姜、大枣，名加减复脉汤（《温病条辨》）。滋阴养血，生津润燥。主治温病后期，邪热久留，阴液亏虚。症见身热面赤，口干舌燥，脉虚大，手足心热。

（2）心悸甚者，加酸枣仁、柏子仁养心安神；或加生龙骨、磁石重镇定惊悸。

3. 现代临床运用　风湿性心脏病、病毒性心肌炎、甲状腺功能亢进症、功能性心律不齐、期外收缩、冠心病等，症见心悸、脉结代属于阴血不足、阳气虚弱者及气阴两伤之虚劳干咳者。

【方歌】

炙甘草汤酒参枣，生地麦麻姜桂胶，

滋阴养血益气阳，复脉定悸肺痿康。

第四节　补　阴

适应证：阴虚（心、肝、脾、肺、肾）证。症见肢体消瘦，头晕耳鸣，潮热颧红，五心烦热，盗汗失眠，腰酸遗精，骨蒸盗汗，咳嗽咯血，口燥咽干，舌红少苔，脉细数。

配伍用药：以补阴药为主，配伍清热药、补阳药及行气药等。

六味地黄丸
《小儿药证直诀》

【主治症状】腰膝酸软，头目眩晕，耳鸣耳聋，足跟痛，牙齿松动，小儿囟门迟闭。手足心热，口燥咽干，骨蒸潮热，盗汗，遗精滑精，牙痛，消渴，舌红少苔，脉细数。

【病机】肾之阴精不足，虚热内扰。

【辨证】肾阴虚证。

【治法】滋阴补肾。

【选药与方解】

君：熟地 24g——滋阴补肾，填精益髓。

臣：山茱萸 12g——补养肝肾，并能涩精。

　　山药 12g——补益脾肾，亦能固精。

佐：泽泻 9g——利湿泄浊，防熟地之滋腻。

　　丹皮 9g——清泻肝火，制萸肉之性温。

　　茯苓 9g——淡渗脾湿，助山药健脾运。

【配伍特点】三补三泻，以补为主；肝、脾、肾并补，以补肾为主。

【用法与运用】

1. 煎服法　汤剂，水煎服，1 日 2～3 次；或丸剂，每次 6g，温开水送服。

2. 禁忌证　熟地滋腻，脾虚泄泻者慎用。

3. 加减运用

（1）知柏地黄丸（《医宗金鉴》）　本方加知母、黄柏，滋阴降火。主治阴虚火旺证，症见骨蒸潮热、盗汗、腰背酸痛、遗精等。

（2）杞菊地黄丸（《医级》）　本方加枸杞、菊花，滋肾养肝明目。主治肝肾阴虚证，症见两目昏花、视物模糊或眼睛干涩、迎风流泪等。

（3）都气丸（《医贯》）　本方加五味子，滋肾纳气，主治肾虚气喘。

（4）麦味地黄丸（《寿世保元》）　本方加麦冬、五味子，滋补肺肾。主治肺肾阴虚，或喘或咳者。

4. 现代临床运用　更年期综合征、高血压、糖尿病、肺结核、肾结核、慢性肾炎、无排卵型功能失调性子宫出血、甲状腺功能亢进症等属于肾阴不足者。

【方歌】

六味地黄泽苓丹，滋阴补肾萸药专；

阴虚火旺加知柏，杞菊地黄滋肾肝；

若加五味成都气，再加麦冬长寿丸。

左 归 丸
《景岳全书》

【主治症状】 头晕目眩，腰酸腿软，遗精滑泄，自汗盗汗，口燥舌干，舌红少苔，脉细。

【病机】 真阴不足，精髓亏虚。

【辨证】 真阴不足证。

【治法】 滋阴补肾，填精益髓。

【选药与方解】

君：熟地（重用）240g——滋肾填精，大补真阴。

臣：山茱萸 120g——养肝滋肾，涩精敛汗。

山药 120g——补脾益阴，滋肾固精。

枸杞 120g——补肾益精，养肝明目。

龟甲胶 120g，鹿角胶 12g——阴阳并补，阳中求阴。

佐：菟丝子 120g，川牛膝 90g——补肝肾，强腰膝，健筋骨。

【配伍特点】 六味地黄丸中之三补加上枸杞、菟丝子、龟甲胶、鹿角胶、川牛膝，体现了"纯补无泻""阳中求阴"的特点。

【用法与运用】

1. 煎服法 丸剂，每次9g，1日2次，饭前用温开水或淡盐水送服。

2. 禁忌证 滋腻药物较多，脾虚泄泻者慎用。

3. 加减运用

（1）六味地黄丸去泽泻、丹皮，加甘草，名左归饮（《景岳全书》），补益肾阴。主治真阴不足轻证，症见腰酸盗汗、口燥咽干、口渴欲饮、舌光红、脉细数。

（2）骨蒸潮热，去枸杞、鹿角胶，加女贞子、麦冬、地骨皮以养阴清热；干咳少痰，加百合、川贝润燥化痰。

4. 现代临床运用　老年性骨质疏松、老年性痴呆、更年期综合征等属于真阴不足者。

【方歌】

　左归熟地山萸药，枸杞菟牛龟鹿胶，

　滋阴补肾填精髓，真阴不足此方好。

大 补 阴 丸
《丹溪心法》

【主治症状】骨蒸潮热，盗汗遗精，咳嗽咯血，心烦易怒，足膝疼热，舌红少苔，尺脉数而有力。

【病机】肝肾阴虚，虚火亢盛。

【辨证】阴虚火旺证。

【治法】滋阴降火。

【选药与方解】

君：熟地18g，龟甲18g——滋阴潜阳，壮水制火，"培其本"。

臣：黄柏12g——泻相火以坚阴。

知母12g——清润肺金，滋清肾水，"清其源"。

佐使：猪脊髓、蜂蜜——填精益髓，既能助熟地、龟甲以滋阴，又能制约黄柏之苦燥之性。

盐——引药直达病所（引经药）。

【配伍特点】滋阴药与清热降火药相配，培本与清源兼顾；滋阴培本为主，降火清源为辅。

【用法与运用】

1. 煎服法　丸剂，每次9g，1日2次，饭前用温开水或淡盐水送服。

2. 禁忌证　脾胃虚弱，食少便溏以及火热属于实证者，不宜使用。

3. 加减运用　肺燥咳痰不爽，加麦冬、天冬、川贝润燥化痰；潮热，加地骨皮、银柴胡退热；咳血、吐血，加仙鹤草、旱莲草、白茅根凉血止血；遗精，加金樱子、芡实、桑螵蛸等固精止遗。

4. 现代临床运用 肺结核、骨结核、肾结核、盆腔结核、慢性肾盂肾炎、糖尿病、甲状腺功能亢进症等属于阴虚火旺者。

【方歌】

大补阴丸熟地黄，龟甲知柏合成方，

脊髓蒸熟炼蜜丸，滋阴降火效力强。

一 贯 煎
《续名医类案》

【主治症状】 胸脘胁痛，吞酸吐苦，咽干口燥，舌红少津，脉细弱或虚弦。

【病机】 肝阴不足，肝体失柔，肝气郁滞，肝气横逆。

【辨证】 肝肾阴虚，肝气郁滞证。亦治疝气瘕聚。

【治法】 滋阴疏肝。

【选药与方解】

君：生地（重用）18～30g——滋阴养血，补益肝肾，"滋水涵水"。

臣：当归9g，枸杞9～18g——养血滋阴柔肝。

沙参9g，麦冬9g——养肺阴清金制木，养胃阴培土荣木。

佐：川楝子5g——疏肝泄热，理气止痛。（性虽苦寒，与大量甘寒药伍可制其燥性。）

【配伍特点】 补肝与疏肝结合，补而不滞。滋水涵木、佐金平木、培土抑木三法并用。

【用法与运用】

1. 煎服法 汤剂，水煎服，1日2～3次。

2. 禁忌证 滋腻药较多，肝郁脾湿者不宜使用。

3. 加减运用 腹痛，加白芍、甘草；便秘，加瓜蒌仁；虚热，加地骨皮、青蒿。

4. 临床运用 肋间神经痛、神经症、慢性肝炎、慢性胃炎、胃及十二指肠溃疡等属于阴虚肝郁者。

【方歌】

一贯生地枸杞归，沙参麦冬川楝随，

肝肾阴虚肝气逆，滋阴疏肝胁痛没。

益 胃 汤
《温病条辨》

【主治症状】胃脘灼热隐痛，饥不能食，口干咽燥，舌红少苔，脉细数。

【病机】胃阴损伤，受纳失司。

【辨证】胃阴损伤证。

【治法】养阴益胃。

【选药与方解】

君：麦冬 15g，生地 15g——养阴清热，生津润燥。

臣：沙参 9g，玉竹 5g——养阴生津益胃。

使：冰糖 3g——濡养肺胃，调和诸药。

【用法与运用】

1. 煎服法 汤剂，水煎服，1 日 2 次。

2. 加减运用 汗多气短，兼气虚者，加党参、五味子（与生脉散）以益气敛汗；食后腹胀，加陈皮、神曲以理气消食。

3. 现代临床运用 糖尿病、慢性胃炎、小儿厌食症等属胃阴亏损者。

【方歌】

益胃汤能养胃阴，冰糖玉竹与沙参，

麦冬生地同煎服，温病须虑热伤津。

七宝美髯丹
《本草纲目》引《积善堂方》

【主治症状】须发早白，脱发，牙齿动摇，腰膝酸软，梦遗滑精，肾虚不育等。

【病机】肝肾不足，精血亏虚。

【辨证】肝肾不足证。

【治法】补益肝肾，乌发壮骨。

【选药与方解】

君：赤、白何首乌各 500g——补肝肾，益精血，乌须发，壮筋骨。

臣：枸杞子 250g，菟丝子 250g——补肾益精，养肝补血。

佐：当归 250g——补血养肝。

牛膝 250g——补肝肾，强筋骨。

补骨脂 120g——补肾壮阳。

赤、白茯苓各 500g——健脾渗湿，补而不滞。

【配伍特点】滋阴益精养血为主，兼补阳，为阴阳并补之方。

【用法与运用】

1. 煎服法 蜜丸，每丸重 10g，每次 1 丸，1 日 2 次，淡盐开水送服。

2. 现代临床运用 中年早衰之白发及脱发、牙周病及男子不育症属肝肾不足者。

【方歌】

七宝美髯何首乌，菟丝牛膝茯苓俱，

骨脂枸杞当归合，专益肝肾精血虚。

第五节 补 阳

适应证：阳虚（心、脾、肾）证，主要指肾阳虚。症见面色苍白，形寒肢冷，腰膝酸痛，下肢酸软无力，少腹拘急，小便不利或小便频数，阳痿早泄，或宫寒不孕，舌淡苔白，脉沉细，尺部尤甚。

肾 气 丸
《金匮要略》

【主治症状】腰痛脚软，下半身常有冷感；小便不利，水肿、脚气、转胞，痰饮；小便反多，消渴，舌淡而胖，苔白，脉虚弱，尺部沉细。

【病机】肾阳不足，温煦失职，气化失司，水液代谢失常。

【辨证】肾阳不足证。

【治法】补肾助阳。

【选药与方解】

君：桂枝 30g，附子 30g——温补肾阳，少火生气。

臣：生地 240g——滋阴补肾。

山茱萸 120g，山药 120g——补肝脾，益精血。

佐：泽泻 90g，茯苓 90g——利水渗湿泄浊。

丹皮 90g——清泻肝火。

【配伍特点】补阳剂配伍滋阴之品，阴中求阳；少量补阳药与大量滋阴药相配伍，微微生火，少火生气。

【用法与运用】

1. 煎服法　丸剂，每次 6g，温开水送服，1 日 2 次；也可用作汤剂，水煎服。

2. 禁忌证　肾阴不足、虚火上炎者不宜使用。

3. 加减运用

（1）济生肾气丸（《济生方》）　本方加车前子、川牛膝，温补肾阳，利水消肿。主治肾阳不足、水湿内停证，症见水肿、小便不利等。

（2）十补丸（《济生方》）　本方加鹿茸、五味子，补肾阳，益精血。主治肾阳虚损，精血不足证，症见面色黧黑、耳鸣耳聋、形体消瘦、足膝酸软、小便不利。

4. 现代临床运用　甲状腺功能低下、慢性肾炎、糖尿病、更年期综合征、醛固酮增多症、性神经衰弱、肾上腺皮质功能减退、慢性支气管哮喘等属于肾阳不足者。

【方歌】

金匮肾气肾阳虚，地黄山药山茱萸，

桂附茯苓泽丹皮，补肾助阳阴中取。

右 归 丸
《景岳全书》

【主治症状】年老或久病气衰神疲，畏寒肢冷，腰膝软弱，阳痿遗精，或阳衰无子，或饮食减少，大便不实，或小便自遗，舌淡苔白，脉沉而迟。

【**病机**】肾阳不足,命门火衰,精髓亏乏。

【**辨证**】肾阳不足,命门火衰证。

【**治法**】温补肾阳,填精益髓。

【**选药与方解**】

君:附子70g,肉桂60g,鹿角胶120g——培补肾中元阳,温里祛寒。

臣:熟地240g,山茱萸90g,枸杞子90g,山药120g——滋阴益肾,养肝补脾,填精补髓。

佐:菟丝子120g,杜仲120g——补肝肾,强腰膝。

　　当归90g——养血和血。

【**配伍特点**】肾气丸去三泻,加杜仲、鹿角胶、菟丝子、枸杞、当归,纯补无泻,温补肾阳。

【**用法与运用**】

1. 煎服法　丸剂,每次9g,1日2次,饭前用温开水或淡盐水送服。

2. 禁忌证　脾虚有湿浊者不宜使用。

3. 加减运用

(1)本方去鹿角胶、菟丝子、当归,加甘草,名右归饮(《景岳全书》)。温补肾阳,填精补血。主治肾阳不足证,症见神疲、腰酸肢冷、舌淡苔白、脉细。

(2)泄泻不止,加五味子、肉豆蔻以涩肠止泻。

4. 现代临床运用　老年骨质疏松、精少不育症、肾病综合征以及贫血、白细胞减少等属于肾阳不足者。

【**方歌**】

右归补阳附桂仲,地杞山萸药草同,

右归丸加归菟鹿,去草培元精血充。

第六节　阴阳双补

适应证:阴阳两虚证。症见头晕目眩,腰膝酸软,阳痿遗精,畏寒肢冷,午后潮热等。

地黄饮子
《圣济总录》

【主治症状】舌强不能言，足废不能用，口干不欲饮，足冷面赤，脉沉细弱。

【病机】下元虚衰，虚阳上浮，痰浊随之上泛，阻塞窍道。足少阴肾脉挟舌本，肾虚精气不能上承，舌本失荣，加之虚阳上浮，痰浊随之上泛，阻塞心之窍道，故舌强不语。

【辨证】下元虚衰，痰浊上泛之喑痱证。

【治法】滋肾阴，补肾阳，化痰开窍。

【选药与方解】

君：熟地 12g，山茱萸 9g——滋补肾阴。

山肉苁蓉 9g，巴戟天 9g——温壮肾阳。

臣：附子 6g，肉桂 6g——温养下元，摄纳浮阳，引火归元。

石斛 9g，麦冬 6g，五味子 6g——滋养肺肾，金水相生，壮水济火。

佐：石菖蒲 6g，远志 6g，茯苓 6g——开窍化痰，交通心肾。

使：生姜 5 片，大枣 1 枚——调中和药。

【配伍特点】上下并治，以治下（下元虚衰）为主；标本兼顾，以治本（补肾）为主；阴阳并补，滋而不腻，温而不燥，平补阴阳。

【用法与运用】

1. 煎服法 汤剂，加生姜、大枣、薄荷叶少许，水煎服，1 日 2~3 次。

2. 禁忌证 肝阳偏亢者不宜使用。

3. 加减运用 阴虚为主者，去附子、肉桂，加川贝、竹沥、胆南星、天竺黄以清热化痰。

4. 现代临床运用 脑动脉硬化、中风后遗症、脊髓炎、晚期高血压等慢性疾病过程中出现阴阳两虚者。

【方歌】

地黄饮子山茱斛，麦味远志茯菖蒲，

苁蓉附桂巴戟天，少入薄荷姜枣服。

龟鹿二仙胶
《医便》

【**主治症状**】 全身瘦削，阳痿遗精，两目昏花，腰膝酸软，久不孕育。

【**病机**】 肾之阴精，元阳亏虚。

【**辨证**】 真元虚损，精血不足证。

【**治法**】 滋阴填精，益气壮阳。

【**选药与方解**】

君：鹿角胶 500g——温肾壮阳，补益精血。

鹿甲胶 250g——填精补髓，滋阴养血。

臣：人参 75g——大补元气。

枸杞 150g——益肝肾，补精血。

【**配伍特点**】 阴阳并补，气血兼顾。

【**用法与运用**】

1. 煎服法 文火熬炼成胶，初起每服 4.5g，渐加至 9g，空腹时服用。

2. 禁忌证 脾虚食少便溏者，不宜使用。

3. 加减运用 兼眩晕者，加杭菊花、明天麻以息风止晕；遗精频作者，加金樱子、山茱萸以补肾固精。

4. 现代临床运用 内分泌障碍引起的发育不良、重症贫血、神经衰弱以及性功能减退等属阴阳两虚者。

【**方歌**】

龟鹿二仙最守真，补人三宝精气神，

人参枸杞和龟鹿，益寿延年实可珍。

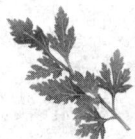

第十章 固 涩 剂

重点概述

【概念】凡以收涩药为主组成，具有收敛固涩作用，主治气、血、精、津耗散滑脱之证的方剂，统称为固涩剂。

【适应证】气、血、精、津耗散滑脱证。包括气虚自汗，阴虚盗汗，肺虚久咳，久泻久痢，遗精遗尿，崩漏带下。

【分类及代表方】

固表止汗——牡蛎散。

敛肺止咳——九仙散。

涩肠固脱—— 真人养脏汤、四神丸。

涩精止遗——金锁固精丸。

固崩止带——固冲汤、易黄汤。

【注意事项】

1. 配伍补益药，标本兼顾。

2. 若滑脱重证，导致元气大虚、亡阳欲脱者，以大补元气、回阳固脱为主。

3. 外邪未尽者，不宜早用，以免闭门留寇。

4. 热病多汗，痰饮咳嗽，湿热或伤食泻痢火扰精泻，血热或瘀阻崩漏等由实邪所致之证禁用。

第一节 固表止汗

适应证：卫气不固之自汗及阴虚不守之盗汗。

牡 蛎 散
《太平惠民和剂局方》

【**主治症状**】汗出，心悸，短气，舌淡，脉细弱。

【**病机**】自汗，多因阳气不足，肌表不固；盗汗，多因阴虚内热，逼迫津液外泄。

【**辨证**】自汗，盗汗。

【**治法**】益气固表，敛阴止汗。

【**选药与方解**】

君：煅牡蛎 30g——敛阴潜阳，固涩止汗。

臣：黄芪 30g——益气实卫，固表止汗。

佐使：麻黄根 30g——专于收敛止汗。

浮小麦 30g——养气阴，退虚热，收敛止汗。

【**用法与运用**】

1. 煎服法 汤剂，加浮小麦 30g，水煎服，1 日 2 次。

2. 加减运用 汗出白天为主，伴有畏寒肢冷、神疲乏力者，加附子、桂枝、人参、白术，以助阳益气；汗出夜间甚，伴有潮热者，加生地、白芍、五味子、何首乌，滋阴养血。

3. 现代临床运用 病后、手术后、产后自汗盗汗不止、自主神经功能紊乱、肺结核之多汗，证属卫外不固、阴液外泄者。

【**方歌**】

牡蛎散内用黄芪，小麦麻黄合用宜，

卫虚自汗或盗汗，固表收敛见效奇。

第二节 敛 肺 止 咳

适应证：久咳肺虚，气阴耗伤证。证见咳嗽，气喘，自汗，脉虚数等。

九 仙 散

《卫生宝鉴》

【主治症状】 久咳不已，甚至气喘自汗，痰少而黏，脉虚数。

【病机】 久咳不愈，肺之气阴两虚。

【辨证】 久咳肺虚证。

【治法】 敛肺止咳，益气养阴。

【选药与方解】

君：罂粟壳（重用）6g——善能敛肺止咳。

臣：五味子10g，乌梅10g——酸涩，收敛肺气，加强敛肺止咳之效。

佐使：人参20g——补益肺气。

阿胶10g——滋养肺阴。

款冬花20g，桑白皮10g——降气化痰，止咳平喘。

贝母5g——止咳化痰，合桑白皮清肺热。

【配伍特点】 敛中有降，降中有升，以降、收为主。

【用法与运用】

1. 煎服法 汤剂，水煎服，阿胶烊化，1日2次。

2. 禁忌证 久咳痰多，或兼有表邪者，不宜使用。因罂粟壳有毒性，得效后减量或停药，防止产生依赖性。

3. 加减运用 气短体倦为气虚者，加黄芪、西洋参；阴虚明显者，加沙参、麦冬。

4. 现代临床运用 慢性支气管炎、肺气肿、支气管哮喘属于久咳肺虚、气阴两伤者。

第三节 涩肠固脱

适应证：泻痢日久不止，脾肾虚寒，以致大便滑脱不禁。

真人养脏汤
《太平惠民和剂局方》

【主治症状】脐腹疼痛，喜温喜按，倦怠食少，舌淡苔白，脉迟细；泻痢无度，脱肛坠下。

【病机】脾肾虚寒，固摄无权，气血不和。

【辨证】久泻久痢，脾肾虚寒证（无积滞）。

【治法】涩肠止泻，温中补虚。

【选药与方解】

君：罂粟壳（重用）6g——涩肠止泻。

臣：肉豆蔻15g，诃子15g——温脾暖胃，涩肠止泻。

佐：人参12g，白术12g——益气健脾。

　　当归12g，白芍15g——养血和血止痛。

　　肉桂6g——温补脾肾，消散阴寒。

　　木香9g——理气醒脾，使补而不滞。

使：炙甘草6g——调和诸药，合参、术益气，合芍药缓急止痛。

【配伍特点】标本兼顾，重在治标；脾肾同调，重在补肾。

【用法与运用】

1. 煎服法　汤剂，水煎服，1日2次。

2. 禁忌证　湿热积滞之泻痢忌用。

3. 加减运用　脾肾虚寒较重，加附子、干姜温肾暖脾；脱肛，加黄芪、升麻以升阳举陷。

4. 现代临床运用　慢性肠炎、慢性结肠炎、慢性痢疾、肠结核等久泻久痢属于脾肾虚寒者。

【方歌】

真人养脏诃粟壳，肉蔻参术归白芍，

涩肠止泻温中脏，久泻外痢桂香草。

四 神 丸

《内科摘要》

【主治症状】五更泄泻，久泻不愈，腹痛肢冷，脉沉迟无力；不思饮食，食不消化，神疲乏力，舌淡，苔薄白。

【病机】脾肾阳虚，阳虚生内寒。五更正是阴气极盛，阳气萌发之际，阳气当至而不至，阴气极而下行。

【辨证】肾泄（又名五更泄、鸡鸣泄、晨泄）。

【治法】温肾暖脾，涩肠止泻。

【选药与方解】

君：补骨脂 12g——善补命门之火，温肾暖脾。

臣：肉豆蔻 6g——温脾暖胃，涩肠止泻。

佐：五味子 6g——固肾益气，涩精止泻。

吴茱萸 6g——温暖肝脾肾而散阴寒。

使：生姜——暖胃散寒。

大枣——补脾和胃。

【配伍特点】标本兼顾，重在治本；脾肾兼顾，温肾为主。

【用法与运用】

1. 煎服法 丸剂，每次 6～9g，生姜红枣水送服；也可做汤剂，加生姜、红枣，水煎服，1 日 2 次。

2. 禁忌证 湿热泄泻者忌用。

3. 加减运用 腰酸肢冷，加附子、肉桂、杜仲以温肾助阳；脱肛，加黄芪、升麻以升阳举陷。

4. 现代临床运用 慢性肠炎、慢性结肠炎、慢性痢疾、肠结核等久泻久痢属于脾肾虚寒者。

【方歌】

四神补骨肉豆蔻，吴萸五味与生姜，

温肾暖脾五更泄，固肠止泻此方妙。

第四节 涩 精 止 遗

适应证：肾虚失藏，精关不固之遗精滑泄及肾虚不摄，膀胱失约之尿频、遗尿。

金锁固精丸
《医方集解》

【主治症状】 遗精滑泄，腰酸耳鸣，四肢酸软，神疲乏力，舌淡苔白，脉细弱。

【病机】 肾虚封藏失职，精关不固。

【辨证】 肾虚不固之遗精滑泄。

【治法】 补肾涩精。

【选药与方解】

君：潼蒺藜60g——补肾固精。

臣：芡实60g，莲子60g——益肾固精，又补脾气。

佐使：莲须60g，煅龙骨30g，煅牡蛎30g——涩精止遗。

【配伍特点】 既能补肾，又能固精，标本兼顾，治本为主。

【用法与运用】

1. 煎服法 共为细末，以莲子粉糊丸，每服9g，每日2～3次，空腹淡盐汤送下；或作汤剂，用量按原方比例酌减，加莲子肉适量，水煎服。

2. 禁忌证 相火内炽或下焦湿热所致遗精、带下者禁用。

3. 加减运用 偏肾阳虚，酌加菟丝子、补骨脂、附子；偏肾阴虚，酌加龟甲、女贞子、熟地；兼失眠，酌加酸枣仁、远志、五味子；腰痛明显者，酌加杜仲、桑寄生、续断；日久不愈者，酌加五味子、山茱萸、金樱子。

4. 现代临床运用 性神经功能紊乱、乳糜尿、慢性前列腺炎以及带下、崩漏属肾虚精气不足，下元不固者。

【方歌】

金锁固精沙苑子，莲子须芡龙牡蛎，

补肾涩精又神疲，遗精滑泄服之宜。

桑 螵 蛸 散
《本草衍义》

【主治症状】 小便频数，或尿如米泔色，或遗尿，或遗精，心神恍惚，健忘，舌淡苔白，脉细弱。

【病机】 心肾两虚，水火不济。

【辨证】 心肾两虚证。

【治法】 调补心肾，涩精止遗。

【选药与方解】

君：桑螵蛸 30g——补肾固精止遗。

臣：龙骨 30g——收敛固涩，且镇心安神。

　　龟甲 30g——滋养肾阴，补心安神。

佐使：人参 30g——大补元气，配茯神益心气、宁心神。

　　　当归 30g——补心血，与人参合用，补益气血。

　　　菖蒲 30g，远志 30g——安神定志，交通心肾。

【配伍特点】 心肾同调，交通上下，气血并补。

【用法与运用】

1. 煎服法　除人参外，共研细末，每次 6g，睡前以人参汤调下；或作汤剂，水煎，睡前服，用量按原方比例酌定。

2. 禁忌证　下焦湿热或相火妄动所致之尿频、遗尿或遗精滑泄，不宜使用。

3. 加减运用　加入益智仁、覆盆子等，可增强涩精缩尿止遗之力；健忘心悸者，可加酸枣仁、五味子以养心安神；兼有遗精者，可加沙苑子、山萸肉以固肾涩精。

4. 现代临床运用　小儿尿频、遗尿以及糖尿病、神经衰弱等属心肾两虚、水火不交者。

【方歌】

桑螵蛸散治便数，参苓龙骨同龟壳，

菖蒲远志当归入，补肾宁心健忘却。

第五节 固 崩 止 带

适应证：妇女崩中漏下及带下淋漓不尽。

配伍用药：固崩止带药配伍健脾益气、补益肝肾、清热化湿药等。

固 冲 汤
《医学衷中参西录》

【主治症状】猝然血崩或月经过多，色淡质稀，头晕肢冷，心悸气短，神疲乏力，腰膝酸软，舌淡，脉微弱。

【病机】脾气虚弱，冲脉不固。

【辨证】脾气虚弱，冲脉不固之崩漏。

【治法】固冲摄血，益气健脾。

【选药与方解】

君：山萸肉24g——补益肝肾，收敛固涩。

臣：龙骨24g，牡蛎（煅用）24g——收敛元气，固涩滑脱，合用"治女子崩带"。

白术30g——补气健脾，以助脾运统摄。

生黄芪18g——益气摄血，升举清阳。

佐：白芍12g——补益肝肾，养血敛阴。

棕榈炭6g，五倍子1.5g——收涩止血。

海螵蛸12g，茜草9g——固涩下焦，止血化瘀。

【配伍特点】配伍的特点有二：一是以众多收敛固涩药为主，配伍补气药，急则治标；二是大量收敛止血药配伍小量化瘀止血药，使血止不留瘀。

【用法与运用】

1. 煎服法 汤剂，水煎服，1 日 2 次。

2. 禁忌证 血热妄行所致的崩漏者忌用。

3. 加减运用 兼肢冷汗出、脉微欲绝者，为阳气虚衰欲脱之象，加重黄芪用量，合参附汤以益气回阳。

4. 现代临床运用 功能失调性子宫出血、产后出血过多、溃疡病出血等属于脾肾亏虚、冲脉不固者。

【方歌】

固冲龙牡芪术萸，海螵五倍茜芍棕，

补气健脾固冲血，崩漏不止服之宜。

固 经 丸

《丹溪心法》

【主治症状】月经过多，或崩中漏下，血色深红或紫黑稠黏，手足心热，腰膝酸软，舌红，脉弦数。

【病机】肝肾阴虚，虚火炽盛，损伤冲任，迫血妄行。

【辨证】阴虚血热之崩漏。

【治法】滋阴清热，固经止血。

【选药与方解】

君：龟甲 15g——益肾滋阴而降火。

白芍 15g——敛阴益血以养肝。

黄芩 15g——苦寒，清热止血。

三药为滋阴清热止血的常用组合。

臣：黄柏 6g——苦寒泻火坚阴，助黄芩清热，助龟甲降火。

佐：椿根皮 12g——固经止血。

香附 6g——调气活血，防寒凉太过而止血留瘀。

【用法与运用】

1. 煎服法 上 6 味，粉碎成细粉，过筛，混匀，用水泛丸干燥即得。每服 6g，每日 2 次，温开水送服；或作汤剂，水煎服，用量按原书比例酌定。

2. 加减运用 阴虚甚者，可酌加女贞子、墨旱莲，以养阴凉血止血；出血日久者，再加煅龙骨、煅牡蛎、乌贼骨、茜草炭，以固涩止血。

3. 现代临床运用 功能失调性子宫出血或慢性附件炎而致经行量多、淋漓不止属阴虚血热者。

【方歌】

固经丸用龟甲芩，白芍黄柏附椿根，

滋阴清热冲任固，自无漏下与血崩。

完 带 汤
《傅青主女科》

【主治症状】带下量多色白，清稀无臭，倦怠便溏，面色㿠白，舌淡苔白，脉缓或濡弱。

【病机】脾虚不运，湿浊不化；肝气不疏，带脉不固。

【辨证】脾虚肝郁，湿浊带下证。

【治法】补脾疏肝，化湿止带。

【选药与方解】

君：白术 30g——健脾补气兼燥湿。

山药 30g——健脾补气兼涩精。

臣：人参 6g——补中益气。

苍术 9g——燥湿健脾。

车前子 9g——淡渗利湿。

佐：陈皮 2g——行气化湿，防补药之滞。

柴胡 2g，黑荆芥穗 2g——辛散得白术则升发脾胃清阳；配伍白芍则疏肝抑肝。

使：甘草 3g——调和药性。

【配伍特点】寓补于散，寓消于升，培土抑木，祛湿化浊。

【用法与运用】

1. 煎服法 汤剂，水煎服，1 日 2 次。

2. 禁忌证 肝郁化热或湿热下注之带下者不宜使用。

3. 加减运用 小腹冷痛，加乌药、小茴香、炮姜，以温经散寒止痛；兼腰膝酸软，加杜仲、菟丝子、桑寄生，以补肾强腰；带下量多，加煅龙骨、煅牡蛎，以固涩止带。

4. 现代临床运用 阴道炎、慢性盆腔炎、宫颈炎等证属脾虚肝郁、湿浊下注者。

【方歌】

完带人参二术芍，荆芥柴车药陈草，

补脾疏肝止湿带，脾虚肝郁白带好。

易 黄 汤
《傅青主女科》

【主治症状】 带下黏稠量多，色黄如浓茶汁，其气腥秽，舌红，苔黄腻者。

【病机】 肾与任脉相通，肾虚有热，损及任脉，气不化津，津液化为湿，循经下注于前阴。

【辨证】 肾虚湿热带下。

【治法】 固肾清热，祛湿止带。

【选药与方解】

君：山药30g，芡实30g——补脾益肾。

臣：白果12g——收涩止带，兼除湿热。

佐：黄柏6g——清热燥湿。

　　车前子3g——清热利湿。

【配伍特点】 重在补涩，辅以清利。

【用法与运用】

1. 煎服法 汤剂，水煎服，1日2次。

2. 加减运用 湿甚者，加土茯苓、薏苡仁以祛湿；热甚者，加苦参、败酱草、蒲公英以清热解毒；带下不止，加鸡冠花以收涩止带。

3. 现代临床运用 宫颈炎、盆腔炎、附件炎、阴道炎等属肾虚湿热者。

【方歌】

傅青女科易黄汤，山药芡实黄柏襄，

白果仁和车前子，清热止带除湿良。

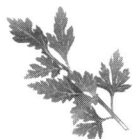

第十一章 安 神 剂

重点概述

【概念】凡以安神药或交通心肾水火药配伍为主，具有安神定志作用，主治神志不安病证的方剂，统称为安神剂。

【适应证】神志不宁证。

1. 心肝阳亢，扰及心神——惊狂善怒，烦躁不安。

2. 阴血不足，心神失养——心悸健忘，虚烦失眠。

【分类及代表方】

重镇安神——朱砂安神丸。

补养安神——天王补心丹、酸枣仁汤、甘麦大枣汤。

【注意事项】

1. 审明病因，辨清虚实（火、痰、瘀）。

2. 多虚实夹杂，标本兼顾。

3. 多为金石类及种子类，易伤胃气，中病即止；脾胃虚弱者慎用或相应配伍；金石类打碎先煎。

4. 睡前服。

5. 配伍朱砂者，忌火煅，勿久服。

6. 临床应用者，配合心理疗法。

第一节 重镇安神

适应证：心阳偏亢，火热扰心（火热之邪易伤阴血）。

配伍用药：以重镇安神药为主，配伍清热泻火药、滋阴养血药。

朱砂安神丸

《内外伤辨惑论》

【主治症状】失眠，惊悸，舌红，脉细数。

【病机】心火上炎，上灼心血，下伤肾阴，神失潜藏。

【辨证】心火偏亢，阴血不足。

【治法】镇心安神，清心泻火。

【选药与方解】

君：朱砂15g——重镇安神，清心泻火。

臣：黄连18g——清心泻火，除烦安神。

佐：生地8g，当归8g——滋阴养血。

佐使：炙甘草16g——和中调药，防朱砂碍胃。

【配伍特点】泻中有补，标本兼治。

【用法与运用】

1. 煎服法　丸剂，每次6～9g，睡前温开水送服；或朱砂研末，汤剂送服。

2. 禁忌证　阴虚、脾弱者及孕妇忌用；朱砂有毒，不宜多服、久服。

3. 加减运用　心烦，加栀子、莲子心以清心除烦；惊悸怔忡，加生龙骨、生牡蛎以镇静安神；有痰热，加瓜蒌、竹茹以清热化痰。

4. 现代临床应用　病毒性心肌炎、室性心律失常、精神抑郁症等以心悸失眠为主，属于心火亢盛、阴虚火旺者。

【方歌】

朱砂重镇安神丸，黄连归地炙草全，

清心泻火滋阴血，心火亢盛惊悸安。

【附方】

磁朱丸（《备急千金要方》，原名神曲丸）

组成：神曲四两（120g），磁石二两（60g），光明砂一两（30g）。

用法：上三味末之，炼蜜为丸，如梧子大，饮服3丸（2g），日3次。

功用：益阴明目，重镇安神。

主治：心肾不交，耳鸣耳聋，心悸失眠，视物昏花，亦治癫痫。

第二节 补 养 安 神

适应证：阴血不足，虚阳偏亢。症见虚烦少寐，心悸盗汗，遗精健忘，舌红苔少。

天王补心丹
《校注妇人良方》

【主治症状】虚烦少寐，心悸神疲，梦遗健忘，大便干结，口舌生疮，舌红少苔，脉细数。

【病机】心肾阴亏，虚火妄动，神志不安。汪昂："人之精与志，皆藏于肾，肾精不足则志气衰，不能上通于心，故迷惑善忘也。"（《医方集解》）

【辨证】阴虚血少，神志不安证。

【治法】滋阴养血，补心安神。

【选药与方解】

君：生地 120g——滋阴养血，壮水制火。

臣：天冬 60g，麦冬 60g——滋阴清热。

　　酸枣仁 60g，柏子仁 60g——养心安神。

佐：当归 60g——补血润燥。

　　玄参 15g——滋阴降火。

　　茯苓 60g，远志 15g——养心安神。

　　人参 15g——补气生血，安神益智。

　　五味子 15g——敛心气，安心神。

　　丹参 15g——清心活血，养血安神。

　　朱砂 9～15g——镇心安神，以治其标。

使：桔梗 15g——载药上行于心。

【配伍特点】标本兼顾，补中寓清（以滋阴养血、补心安神为主，兼滋阴降火）。补中寓通，补而不滞（宣通气血津液）。培补后天，滋其生化之源。

【用法与运用】

1. 煎服法 丸剂，每次 9g，1 日 2 次，早、晚温开水或龙眼肉煎汤送服；汤剂，水煎服。

2. 禁忌证 脾虚纳少便溏者不宜使用；朱砂有毒，不宜多服、久服。

3. 加减运用 失眠重者，可酌加龙骨、磁石以重镇安神；心悸怔忡甚者，可酌加龙眼肉、夜交藤以养心安神；遗精者，加金樱子、煅牡蛎以固肾涩精。

4. 现代临床应用 神经衰弱、冠心病、精神分裂症、甲状腺功能亢进等所致的失眠、心悸、复发性口疮等属于心肾阴虚血少者。

【方歌】

天王补心二冬归，三参地苓桔五味，

酸枣柏子朱砂志，滋阴养血补心神。

酸 枣 仁 汤

《金匮要略》

【主治症状】 虚烦不得眠，咽干口燥，舌红，脉弦细。

【病机】 肝血不足，阴虚内热。

【辨证】 肝血不足，阴虚内热之虚烦不眠证。

【治法】 养血安神，清热除烦。

【选药与方解】

君：酸枣仁 30g——养血补肝，宁心安神。

臣：茯苓 6g——宁心安神。

知母 6g——滋阴润燥，清热除烦。

佐：川芎 6g——疏达肝气，与君药相伍，一收一散，养血调肝。

佐使：甘草 3g——调和药性，和中缓急。

【配伍特点】 酸收与辛散并用，相反相成，养血调肝。养肝血以养心神，清内热以除心烦。

【用法与运用】

1. 煎服法 汤剂，水煎服，睡前服。

2. 加减运用 血虚而头目眩晕重者，加当归、白芍、枸杞子以养血补肝；咽干口燥甚者，加麦冬、生地黄以养阴清热；睡而易惊，加龙齿、珍珠母镇惊安神；盗汗，加五味子、牡蛎安神敛汗。

3. 现代临床应用　失眠症、神经衰弱、心脏神经官能症、更年期综合征等属于心肝血虚、虚热内扰者。

【方歌】

酸枣仁汤治虚烦，养血安神宁心肝，

知母茯苓川芎草，失眠心悸眩晕安。

【附方】

甘麦大枣汤（《金匮要略》）

组成：甘草三两（9g），小麦一升（15g），大枣十枚（10枚）。

用法：上三味，以水六升，煮取三升，温分三服。

功用：养心安神，和中缓急。

主治：脏躁。精神恍惚，常悲伤欲哭，不能自主，心中烦乱，睡眠不安，甚则言行失常，呵欠频作，舌淡红苔少，脉细略数。

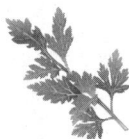

第十二章 开 窍 剂

【概念】凡以芳香开窍药为主组成，具有开窍醒神等作用，用以治疗神昏窍闭之证的方剂，统称为开窍剂。

【适应证】神昏窍闭证——邪气壅盛，蒙蔽心窍。

1. 热闭——温热之邪内陷心包。

2. 寒闭——寒邪或气郁、中恶、痰浊蒙蔽心窍。

【分类及代表方】

凉开——清热开窍——安宫牛黄丸、紫雪、至宝丹。

温开——温通开窍——苏合香丸。

【注意事项】

1. 脱证禁用。

2. 阳明腑实证，症见神昏谵语者，宜寒下；阳明腑实证兼有邪陷心包证，先开窍，后攻下，或开窍与攻下并用。

3. 芳香开窍，辛散走窜，中病即止，不可久服。

4. 配伍金石类镇心安神药，孕妇慎用。

5. 多为散剂、丸剂、注射剂，不宜煎煮。

第一节 凉 开

适应证：热闭心窍之神昏。热扰心神，见烦躁、谵语；热毒炽盛，见高热、舌红、脉数；热邪灼津为痰，见痰盛气粗、苔黄腻；热盛动风，见抽搐。

常用治法和药物：芳香开窍，用麝香、牛黄、冰片、安息香、郁金；清热解毒、凉血，用水牛角、黄连、黄芩、石膏；镇心安神，用朱砂、磁石、琥珀、珍珠；清化热痰，用胆星、浙贝、天竺黄、雄黄；息风止痉，用羚羊角、玳瑁。

安宫牛黄丸

《温病条辨》

【主治症状】 神昏谵语，伴高热烦躁，舌红或绛，脉数。

【病机】 温邪热毒内陷心包，神昏谵语。

【辨证】 邪热内陷心包。

【治法】 清热开窍，豁痰解毒。

【选药与方解】

君：牛黄 30g——清心解毒，息风定惊，豁痰开窍。

麝香 7.5g——开窍醒神。

水牛角 30g——清心凉血解毒。

臣：黄连 30g，黄芩 30g，栀子 30g——清热泻火解毒。

冰片 7.5g，郁金 30g——芳香辟秽，开窍醒神。

佐：珍珠 15g，朱砂 30g——重镇安神。

雄黄 30g——豁痰解毒。

使：蜂蜜——和胃调中。

【配伍特点】 芳香开窍、凉血解毒与清热泻火并用。

【用法与运用】

1. 煎服法 丸剂，每服 1 丸，每日 1 次；小儿 3 岁以内每次 1/4 丸，4～6 岁每次 1/2 丸，每日 1 次；或遵医嘱。

2. 禁忌证 孕妇慎用。

3. 加减运用 用清营汤煎汤送服本方，加强清心解毒之力；温病初起，邪在肺卫，逆传心包者，用银花、薄荷或银翘散加减煎汤送服本方，以增强清热透解之效；邪陷心包，兼有腑实，症见神昏、大便秘结、饮不解渴者，宜开窍与攻下并用，以安宫牛黄丸 2 粒化开，调生大黄末 9g 内服，先服一半，不效再服；热闭证，症见脉虚，有内闭外脱之势者，急宜人参煎汤送服本方。

4. 现代临床应用　流行性乙型脑炎、流行性脑脊髓膜炎、中毒性痢疾、尿毒症、肝昏迷、急性脑血管病、肺性脑病、颅脑外伤、小儿高热惊厥以及感染或中毒引起的高热神昏等属热闭心包者。

【方歌】

安宫牛黄开窍方，芩连栀郁朱雄黄，

牛角珍珠冰麝箔，热闭心包功效良。

紫 雪

《外台秘要》

【主治症状】神昏谵语，伴高热烦躁，痉厥，口渴唇焦，尿赤便秘，舌红苔绛黄干，脉弦数有力。

【病机】温邪热毒内陷心包，热盛动风。

【辨证】邪热内陷心包及热盛动风证。

【治法】清热开窍，息风止痉。

【选药与方解】

君：水牛角150g，羚羊角150g，麝香1.5g——清心开窍，凉肝息风。

臣：生石膏1.5kg，寒水石1.5kg，滑石1.5kg——清热泻火。

　　玄参500g，升麻500g——养阴生津，清热透邪。

佐：木香30g，丁香30g，沉香150g——行气透窍。

　　朱砂90g，磁石1.5kg——镇心安神。

　　芒硝5kg，硝石96g——泄热散结。

使：甘草240g——益气安中，调和药性。

【配伍特点】

1. 清心开窍与凉肝息风止痉并用。

2. 芳香以开上窍，导热下行以开下窍。

【用法与运用】

1. 煎服法　散剂，每次1.5~3g，每日1~2次，温开水送服。老人与小儿用量酌减。

2. 禁忌证　孕妇禁用。

3. 加减运用 气阴两伤者，煎生脉散送服本方。

4. 现代临床应用 各种发热性感染性疾病，包括流行性脑脊髓膜炎、乙型脑炎、重症肺炎、猩红热、化脓性感染等；肝昏迷、小儿高热惊厥、小儿麻疹所致的高热神昏抽搐。

【方歌】

紫雪犀羚麝膏滑，寒玄木丁沉升麻，

牛磁金芒硝石草，清热开窍息风佳。

至 宝 丹
《太平惠民和剂局方》

【主治症状】神昏谵语，伴身热烦躁，痰盛气粗，舌红苔黄腻，脉滑数有力。

【病机】痰热内闭，瘀阻心窍。

【辨证】痰热内闭心包证。

【治法】化浊开窍，清热解毒。

【选药与方解】

君：水牛角 30g，牛黄 15g——清心解毒。

　　麝香 7.5g——开窍醒神。

臣：冰片 7.5g，安息香 45g——芳香开窍。

　　玳瑁 30g——清热解毒，镇静安神。

佐：雄黄 30g——豁痰解毒。

　　朱砂 30g，琥珀 30g，金箔，银箔——清心解毒，镇心安神。

【配伍特点】化浊开窍为主，清心解毒为辅，兼通络散瘀。

【用法与运用】

1. 煎服法 丸剂，每次 3～5 丸，每日 1～2 次，温开水送服。老人与小儿用量酌减。

2. 禁忌证 孕妇慎用。

3. 加减运用 病情较重，正气虚弱者，加人参汤送服。

4. 现代临床应用 流行性脑脊髓膜炎、乙型脑炎、中毒性痢疾、尿毒症、脑血管意外、肝昏迷、中暑等属于痰热内闭心包。

【方歌】

至宝箔冰麝息香，琥雄玳犀砂牛黄，

清热开窍化浊毒，痰热内闭心包方。

【比较】安宫牛黄丸、紫雪、至宝丹

同：安宫牛黄丸、紫雪、至宝丹三者均能清热解毒，涤痰开窍。治高热、烦躁、神昏谵语之热闭证。

异：安宫牛黄丸——寒凉之性最大，清热解毒及豁痰开窍力最强，解毒与开窍并重。故适用于温热病痰热内盛、蒙蔽心窍之高热、神昏、谵语。长于清热解毒，多用于热陷心包，神昏谵语之证。

紫雪——寒凉性次之，清热止痉力最强，化痰开窍之力逊于至宝丹，故适用于热陷心包及热盛动风之高热不退、神昏、四肢抽搐等。清热解毒之力不及安丸，但息风镇痉之力较强，故对身热烦狂惊厥者多用。

至宝丹——寒凉性最小，清热解毒力弱，而避秽化浊，豁痰开窍力优，适用于痰热偏重，内闭心包之神昏谵语，痰多气粗。清热解毒之力不及安丸，息风镇痉之力不及紫雪，开窍之力优，多用于一切热闭昏厥之证。

小儿回春丹

《敬修堂药说》

【主治症状】发热烦躁，神昏惊厥，或反胃呕吐，夜啼吐乳，痰嗽哮喘，腹痛泄泻。

【病机】痰热壅盛，内闭心窍。

【辨证】小儿急惊风，痰热蒙蔽心窍证。

【治法】开窍定惊，清热化痰。

【选药与方解】

君：牛黄 12g——清热解毒，豁痰开窍，息风定惊。

麝香 12g——芳香开窍。

臣：川贝 37.5g，天竺黄 37.5g，胆南星 60g，半夏 37.5g——清热化痰。

佐：钩藤 240g，天麻 37.5g，全蝎 37.5g，僵蚕 37.5g——息风止惊。

朱砂（适量）——重镇安神。

大黄 60g——清热泻火，使痰热从下而去。

枳壳 37.5g，木香 37.5g，陈皮 37.5g，沉香 37.5g，白豆蔻 37.5g，
檀香 37.5g ——理气。

使：甘草 26g——调和诸药。

【用法与运用】

1. 煎服法 每丸重 0.09g。口服，周岁以下，每次 1 丸；1~2 岁，每次 2
丸，每日 2~3 次。

2. 禁忌证 脾肾虚寒之慢惊风，禁用。

3. 现代临床运用 小儿急惊风属于痰热壅盛、内闭心窍者。

【方歌】

回春大半沉僵川，蔻竺麻蝎枳陈檀，

木钩麝朱牛胆草，小儿急惊此方安。

第二节 温 开

适应证：痰浊、湿浊、秽浊蒙闭心窍，症见突然昏仆、不省人事、
苔白、脉迟。

常用治法及药物：芳香开窍，常用苏合香、安息香、冰片、麝香等；
温里行气，常用荜茇、细辛、丁香、檀香等。

苏合香丸
《太平惠民和剂局方》

【主治症状】 突然昏倒，牙关紧闭，不省人事，苔白脉迟，心腹疼痛，甚
则昏厥；感受时行瘴疠之气属于寒闭证者。

【病机】 寒痰或秽浊，气郁闭阻，蒙蔽清窍，扰乱神明。

【辨证】 寒闭证。

【治法】 行气开窍，温中止痛。

【选药与方解】

君：苏合香 60g，麝香 60g，冰片 60g，安息香 60g——开窍醒神。

臣：木香60g，白檀香60g，沉香60g，乳香30g，丁香60g，香附60g——
　　行气解郁，活血化瘀，散寒止痛，辟秽化浊。

佐：荜茇60g——温中散寒。

　　犀角60g——清心解毒。

　　朱砂60g——重镇安神。

　　白术60g——健脾燥湿。

　　诃子肉60g——收涩敛气。

【配伍特点】芳香温开，集九香于一方；散中寓补，散中寓收，以防伤正；寒温结合，寓寒于温。

【用法与运用】

1. 煎服法　丸剂，每丸3g，每服1丸，每日1～2次；小儿酌减，温开水送服。

2. 禁忌证　孕妇忌用，热闭证、脱证不宜使用。

3. 现代临床应用　急性脑血管病、癔病性昏厥、癫痫、有毒气体中毒、老年痴呆症、流行性乙型脑炎、肝昏迷、冠心病心绞痛、心肌梗死等证属寒闭或寒凝气滞者。

【方歌】

苏合冰麝犀白术，沉檀乳丁安息木，

荜茇朱砂诃香附，中风中气寒闭服。

【附方】

1. 冠心苏合丸（《中国药典》）

组成：苏合香50g，冰片105g，乳香制105g，檀香210g，青木香210g。

用法：以上5味，除苏合香、冰片外，其余乳香等3味粉碎成细粉，过筛；冰片研细，与上述粉末配研、过筛、混匀。另取炼蜜适量微温后加入苏合香搅匀，再与上述粉末混匀，制成1000丸即得。嚼碎服，每次1丸，每日1～3次；或遵医嘱。

功用：理气活血，宽胸止痛。

主治：痰浊气滞血瘀之心绞痛、胸闷、憋气。

2. 紫金锭（《丹溪心法附余》，又名玉枢丹）

组成：雄黄一两（30g），文蛤（一名五倍子），捶碎，洗净，焙，三两（90g），山慈菇去皮，洗净，焙，二两（60g），红芽大戟去皮，洗净，焙干燥，一两半（45g），千金子（一名续随子），去壳，研，去油取霜，一两（30g），朱砂五钱（15g），麝香三钱（9g）。

用法：上除雄黄、朱砂、千金子、麝香另研外，其余三味为细末，却入前四味再研匀，以糯米糊和剂，杵千余下，作饼子四十个，如钱大，阴干。体实者一饼作二服，体虚者一饼作三服。凡服此丹但得通利一二行，其效尤速；如不要行，以米粥补之。若用涂疮，立消。孕妇不可服（现代用法：上为细末，糯米糊作锭。外用，磨水外搽，涂于患处，每日 3～4 次。内服，1～3 岁，每次 0.3～0.5g；4～7 岁，每次 0.7～0.9g；8～10 岁，每次 1.0～1.2g；11～14 岁，每次 1.3～1.5g；15 岁以上，每次 1.5g。每日 2～3 次，温开水送服）。

功用：辟秽解毒，化痰开窍，消肿止痛。

主治：暑令时疫。脘腹胀闷疼痛，恶心呕吐，泄泻，痢疾，舌润，苔厚腻或浊腻，以及痰厥。外敷治疗疔疮肿毒，虫咬损伤，无名肿毒，以及痄腮、丹毒、喉风等。

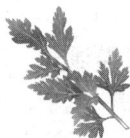

第十三章 理 气 剂

重点概述

【概念】凡以理气药为主组成，具有行气或降气作用，主治气滞或气逆病证的方剂，统称为理气剂。

【适应证】气滞证（肝、脾胃），气逆证（肺、胃）。

【分类及代表方】

行气——越鞠丸、柴胡疏肝散、半夏厚朴汤、金铃子散、瓜蒌薤白白酒汤、天台乌药散、厚朴温中汤。

降气——苏子降气汤、定喘汤、旋覆代赭汤。

【注意事项】

1. 辨证分清主次。

2. 根据气滞的原因及结果适当配伍。

3. 辛温香燥，耗气伤津。

4. 中病即止，年老体弱、素体气虚阴亏、内热甚者及经期妇女慎用。

第一节 行 气

适应证：气机郁滞证。

肝气郁滞——胸胁胀痛，或疝气痛，或月经不调，或痛经。

脾胃气滞——脘腹胀满，嗳气吞酸，呕恶少食，大便异常。

越　鞠　丸
《丹溪心法》

【主治症状】胸膈痞闷，脘腹胀痛，嗳腐吞酸，恶心呕吐，饮食不消。

【病机】喜怒无常，忧思过度，或饮食失节、寒温不适致气、血、痰、火、湿、食六郁。

【辨证】六郁证（气、血、火、湿、食、痰）。

【治法】行气解郁。

【选药与方解】

君：香附 6g——行气解郁，以治气郁。

臣佐：川芎 6g——血中气药，既可活血祛瘀以治血郁，又可助香附行气解郁。

栀子 6g——清热泻火，以治火郁。

苍术 6g——燥湿运脾，以治湿郁。

神曲 6g——消食导滞，以治食郁。

【配伍特点】以五药治六郁，贵在治病求本；诸法并举，重在调理气机。

【用法与运用】

1. 煎服法　丸剂，每次 6～9g，每日 2～3 次；或汤剂，水煎服。

2. 加减运用　气郁偏重者，重用香附，加木香、枳壳、厚朴等以行气解郁；血郁偏重，重川芎，加桃仁、赤芍、红花等以活血祛瘀；湿郁偏重，重用苍术，加茯苓、泽泻以助利湿；食郁偏重，重用神曲，加山楂、麦芽以助消食；火郁偏重，重用山栀，加黄芩、黄连以助清热泻火；痰郁偏重，加半夏、瓜蒌以助祛痰。

3. 现代临床应用　胃神经官能症、胃及十二指肠溃疡、慢性胃炎、胆石症、胆囊炎、肝炎、肋间神经痛、痛经、月经不调等证属"六郁"者。

【方歌】

越鞠丸治六般郁，香附川芎栀苍曲，

气血痰食兼火湿，行气解郁诸症愈。

柴胡疏肝散

《景岳全书》

【主治症状】胁肋疼痛，或寒热往来，嗳气太息，脘腹胀满，脉弦。

【病机】情志不畅，肝气郁结。

【辨证】肝气郁滞证。

【治法】疏肝解郁，行气止痛。

【选药与方解】

君：柴胡 6g——疏肝解郁。

臣：香附 5g——疏肝理气。

　　川芎 5g——行气活血止痛。增强行气止痛之功，解肝经之郁滞。

佐：陈皮 6g，枳壳 5g——理气行滞。

　　芍药 5g，甘草 3g——养血柔肝止痛。

使：甘草 3g——调和诸药。

【用法与运用】

1. 煎服法　汤剂，水煎服，1 日 2～3 次。

2. 禁忌证　孕妇慎用。

3. 加减运用　痛甚，加当归、郁金、乌药以行气活血；肝郁化火，加栀子、川楝子以清热泻火。

4. 现代临床应用　肝炎、慢性胃炎、肋间神经痛等属于肝气郁滞者。

【方歌】

柴胡疏肝川芎芍，香附陈皮枳壳草，

疏肝解郁又行气，肝气郁滞胁痛没。

半夏厚朴汤

《金匮要略》

【主治症状】咽中如有物阻，吐之不出，咽之不下，苔白腻，脉弦滑。

【病机】情志不遂，肝气郁结，肺胃失于宣降，津液不布，聚而为痰，痰气相搏，结于咽喉。

【辨证】梅核气。

【治法】行气散结，降逆化痰。

【选药与方解】

君：半夏12g——化痰散结，降逆和胃。

臣：厚朴9g——行气开郁，下气除满。

佐：茯苓12g——渗湿健脾。

　　生姜9g——和胃止呕，解半夏之毒。

佐使：苏叶6g——芳香行气，宣肺疏肝，引药上咽喉。

【配伍特点】辛苦温并用。辛散气滞，宣通郁结；苦燥降逆，温通气滞。

【用法与运用】

1. 煎服法　汤剂，水煎服，1日2~3次。

2. 禁忌证　孕妇慎用。

3. 加减运用　痛甚，加当归、郁金、乌药以行气活血；肝郁化火，加栀子、川楝子以清热泻火。

4. 现代临床应用　肝炎、慢性胃炎、肋间神经痛等属于肝气郁滞者。

【方歌】

半夏厚朴苓姜苏，梅核咽中如物阻，

行气散结降逆痰，痰气郁结服之舒。

金铃子散
《太平圣惠方》

【主治症状】心胸胁肋诸痛，时发时止，口苦，舌红苔黄，脉弦数。

【病机】肝郁气滞化火。

【辨证】肝郁化火证。

【治法】疏肝泄热，活血止痛。

【选药与方解】

君：金铃子9g——清泻肝火，疏肝行气。

臣佐：延胡索9g——行气活血。

【用法与运用】

1. 煎服法 汤剂,水煎服,1 日 2~3 次;或作散剂,每次 9g,温开水送下。

2. 禁忌证 孕妇慎用。

3. 加减运用 作为小方,常需加柴胡、郁金、栀子以疏肝气清肝火。

4. 现代临床应用 慢性肝炎、慢性胃炎、胆囊炎、胃及十二指肠溃疡等属于肝郁化火者。

【方歌】

金铃子散止痛方,酒调玄胡效更强,

疏肝泄热行气血,心腹胸胁痛经匡。

瓜蒌薤白白酒汤

《金匮要略》

【主治症状】胸部闷痛,甚至胸痛彻背,喘息咳唾,短气,舌苔白腻,脉沉紧或沉弦。

【病机】胸阳不振,气滞痰阻。

【辨证】胸痹。

【治法】通阳散结,行气祛痰。

【选药与方解】

君:瓜蒌 18~30g——化痰开胸散结。

臣:薤白 12g——通阳散结,行气止痛。

二者相辅相成,为治疗胸痹的药对。

佐:白酒——温通行气活血。

【用法与运用】

1. 煎服法 汤剂,水煎服,1 日 2 次,白酒可改为黄酒。

2. 禁忌证 阴虚有热之胸痹证禁用。

3. 加减运用

(1) 本方加半夏,名瓜蒌薤白半夏汤(《金匮要略》)。通阳散结,祛痰宽胸。用于胸痹而痰浊较甚、胸痛彻背等。

(2) 本方去白酒加枳实、厚朴、桂枝,名枳实薤白桂枝汤(《金匮要略》)。通阳散结，祛痰下气。用于胸痹，气结于胸，胸满闷痛，喘息咳唾，气从胁下上冲心胸。

4. 现代临床应用　冠心病心绞痛、非化脓性肋软骨炎、肋间神经痛等属于胸阳不振、痰浊内阻者。

【方歌】

瓜蒌薤白白酒汤，通阳行气祛痰良，

胸痛彻背喘息唾，治疗胸痹常用方。

天台乌药散
《圣济总录》

【主治症状】　小肠疝气，少腹痛引睾丸，偏坠肿胀，苔白，脉弦。

【病机】　寒凝肝脉，气机阻滞。

【辨证】　肝经寒凝气滞证。

【治法】　行气疏肝，散寒止痛。

【选药与方解】

君：乌药 15g——行气疏肝，散寒止痛。

臣：青皮 15g——疏肝理气。

　　小茴香 15g——暖肝散寒。

　　高良姜 15g——散寒止痛。

　　木香 15g——行气止痛。

　　槟榔 9g——行气化滞而破坚。

佐使：川楝子 12g，巴豆 10g——同炒，去巴豆而用川楝子，既可减川楝子之寒，又可增强其行气散结之效（去性存用）。

【配伍特点】　行气与散寒并用，行气以疏肝，散寒以止痛，气行寒散。

【用法与运用】

1. 煎服法　汤剂，水煎服，可去巴豆，加黄酒适量同煎；或作散剂，每次 3g，每日 1~2 次，温酒送下。

2. 禁忌证　湿热下注之疝气疼痛，不宜使用。

3. 加减运用　可加荔枝核、橘核散结止痛；寒邪重，加吴茱萸、肉桂温经散寒；兼瘀滞者，加桃仁、红花活血散瘀。

4. 现代临床应用 睾丸炎、附睾炎、慢性胃炎、胃及十二指肠溃疡、腹股沟斜疝、痛经等属于气滞寒凝者。

【方歌】

天台乌药楝茴香，良姜巴豆与槟榔，

青皮木香共研末，寒滞疝痛酒调尝。

厚朴温中汤
《内外伤辨惑论》

【主治症状】 脘腹胀满或疼痛，不思饮食，四肢倦怠，舌苔白腻，脉沉弦。

【病机】 寒湿损伤脾胃，中焦气机阻滞。

【辨证】 中焦寒湿气滞证。

【治法】 行气除满，温中化湿。

【选药与方解】

君：厚朴9g——行气燥湿，消除胀满。

臣：草豆蔻5g——温中散寒，燥湿运脾。

佐：陈皮9g，木香5g——行气宽中。

　　干姜2g，生姜3片——温暖脾胃。

使：甘草5g——益气和中，调和药性。

【配伍特点】 行气与散寒并用，行气以疏肝，散寒以止痛，气行寒散。

【用法与运用】

1. 煎服法 汤剂，加生姜3片，水煎服，每日2~3次。

2. 禁忌证 脾胃气虚或胃阴不足之脘腹胀满，不宜使用。

3. 加减运用 食积不化，加山楂、神曲、莱菔子以消食导滞；冷痛，加肉桂、高良姜以散寒止痛；肢体浮肿，加大腹皮、泽泻以利水消肿。

4. 现代临床应用 慢性胃炎、慢性肠炎、胃溃疡、妇女白带等属于寒湿气滞者。

【方歌】

厚朴温中姜陈草，草蔻木香一起熬，

温中行气兼燥湿，脘腹胀满服之消。

第二节 降 气

适应证：气机上逆（降逆气）。肺气上逆，见咳嗽，气喘；胃气上逆，见呕吐、呃逆、噫气等。

苏子降气汤
《太平惠民和剂局方》

【主治症状】

上实——胸膈满闷，喘咳痰多，苔白滑。

下虚——腰酸脚弱，呼多吸少，喘咳短气，甚或浮肿。

【病机】 "上实"，即痰涎壅盛于肺；"下虚"，即肾阳不足，不能纳气化饮。

【辨证】 上实下虚之喘咳。

【治法】 降气平喘，祛痰止咳。

【选药与方解】

君：苏子9g——降气平喘，止咳化痰。

臣：半夏9g，厚朴6g，前胡6g——祛痰止咳，降气平喘。

佐：肉桂3g——温补下元，纳气平喘。

当归6g——养血润燥止咳。

生姜3片，苏叶2g——宣肺散寒。

使：甘草6g，大枣1枚——和中调药。

【配伍特点】 标本兼顾，上下并治，重在治上、治标。

【用法与运用】

1. 煎服法 汤剂，加生姜、大枣、苏叶适量，水煎服，每日2～3次。

2. 禁忌证 肺热痰喘，或肺肾阴虚的咳喘，不宜使用。

3. 加减运用　咳喘气逆难卧者，加沉香、代赭石、莱菔子、白芥子，以降逆止咳平喘。

4. 现代临床应用　慢性支气管炎、肺气肿、支气管哮喘、风湿性心脏病等属于痰涎壅盛于肺者。

【方歌】

苏子降气夏朴归，前陈姜苏草枣桂，

降气平喘祛痰咳，上实下虚喘咳没。

定 喘 汤
《摄生众妙方》

【主治症状】　微恶风寒，哮喘咳嗽，痰稠而黄，苔黄腻，脉滑数。

【病机】　风寒外束，痰热内蕴。

【辨证】　哮喘。

【治法】　宣肺降气，清热化痰。

【选药与方解】

君：麻黄 9g——宣肺平喘，解散风寒。

白果 9g——敛肺定喘，祛痰止咳。

一散一敛，既加强平喘之功，又发散而不耗伤肺气，敛肺而不留邪。

臣：苏子 9g，杏仁 9g，半夏 9g，款冬花 9g——降气平喘，止咳化痰。

佐：桑白皮 6g，黄芩 9g——清泄肺热，止咳平喘。

使：甘草 3g——和中调药。

【配伍特点】

1. 散收同用，宣降合施。

2. 表里兼顾，寒热并用（以治里为主，温而不燥，凉而不遏）。

【用法与运用】

1. 煎服法　汤剂，水煎服，每日 2~3 次。

2. 禁忌证　肺肾阴虚的咳喘，不宜使用。

3. 加减运用　无表证者，以宣肺定喘为主，麻黄可减量应用；痰多难咯者，可酌加瓜蒌、胆南星等以助清热化痰之功；肺热偏重，酌加石膏、鱼腥草以清泄肺热。

4. 现代临床应用 肺心病急性发作期、支气管哮喘、喘息性支气管炎、肺气肿等属于痰热内蕴兼有风寒外束者。

【方歌】

定喘麻杏白果夏，桑皮芩苏草冬花，

宣肺降气清热痰，素有痰热感寒佳。

旋覆代赭汤
《伤寒论》

【主治症状】心下痞硬，噫气（嗳气），呕吐，呃逆，舌淡，苔白滑，脉弦而虚。

【病机】胃气虚弱，痰浊内阻，气机上逆。

【辨证】胃虚痰阻气逆。

【治法】降逆化痰，益气和胃。

【选药与方解】

君：旋覆花9g——下气化痰，降逆除噫。

臣：代赭石9g——重镇降逆。

佐：半夏9g，生姜10g——燥湿化痰，降逆和胃。

人参6g，炙甘草6g，大枣4枚——益气补虚，防金石药伤胃。

使：炙甘草6g——调和诸药。

【配伍特点】降逆化痰以治标，益气和胃以治本，标本兼顾。

【用法与运用】

1. 煎服法 汤剂，水煎服，每日2~3次。

2. 加减运用 胃气不虚者，可去人参、大枣，加重代赭石用量，以增重镇降逆之效；痰多者，加茯苓、陈皮助化痰和胃之力。

3. 现代临床应用 胃神经官能症、胃扩张、慢性胃炎、胃及十二指肠溃疡、幽门不完全性梗阻、神经性呃逆、膈肌痉挛等属胃虚痰阻者。

【方歌】

旋覆代赭半夏姜，人参大枣炙草上，

降逆化痰益气胃，胃虚痰阻气逆方。

橘皮竹茹汤

《金匮要略》

【主治症状】 呃逆或干呕，虚烦少气，口干，舌红嫩，脉虚数。

【病机】 胃虚有热，气逆不降。

【辨证】 胃虚有热之呃逆。

【治法】 降逆化痰，益气清热。

【选药与方解】

君：橘皮 12g——辛温，行气和胃以止呃。

　　竹茹 12g——甘寒，清热安胃以止呕。

臣：人参 6g——甘温，益气补虚，与橘皮合用，行中有补。

　　生姜 9g——辛温，和胃止呕，与竹茹合用，清中有温。

佐使：大枣 5 枚，甘草 9g——益气和胃，调和诸药。

【配伍特点】 补胃虚，清胃热，降胃逆，补而不滞，清而不寒。

【用法与运用】

1. 煎服法 汤剂，水煎服，每日 2～3 次。

2. 禁忌证 呕逆因实热或虚寒而致者，非本方所宜。

3. 加减运用 胃热呕逆兼气阴两伤者，可加麦冬、茯苓、半夏、枇杷叶以养阴和胃；兼胃阴不足者，可加麦冬、石斛等养胃阴；胃热呃逆，气不虚者，可去人参、甘草、大枣，加柿蒂降逆止呃。

4. 现代临床应用 妊娠呕吐、幽门不完全性梗阻、膈肌痉挛及术后呃逆不止等属胃虚有热者。

【方歌】

橘皮竹茹治呕逆，人参甘草姜枣宜，

　胃虚有热失和降，久病之后更相宜。

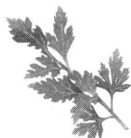

第十四章　理　血　剂

重点概述

【概念】 凡以理血药为主组成，具有活血祛瘀或止血作用，主治瘀血或出血证的方剂，统称为理血剂。

【适应证】 瘀血证和出血证。

【分类及代表方】

活血祛瘀——桃核承气汤、血府逐瘀汤、补阳还五汤、复元活血汤、温经汤、生化汤。

止血——十灰散、咳血方、小蓟饮子、槐花散、黄土汤。

【注意事项】

1. 辨清寒热虚实，标本缓急。

2. 瘀血证，配伍养血滋阴药；出血证，配伍活血祛瘀药。

3. 上部出血，忌升提；下部出血，忌沉降。

4. 大失血有虚脱征兆者，应补气固脱。

5. 新瘀证急，多用汤剂；久瘀证缓及外伤出血，多用丸散。

6. 中病即止，孕妇及月经过多者慎用。

第一节　活血祛瘀

适应证：血瘀证。症见刺痛、拒按，固定不移；肿块多质坚硬，固定不移，压痛，体表色青紫，体内为癥积；出血多色紫暗，夹血块，舌紫暗，或瘀斑或瘀点，脉涩；唇面指甲青紫，面色黧黑，肌肤甲错。

桃核承气汤
《伤寒论》

【主治表现】少腹急结，小便自利，神志如狂，甚则烦躁谵语，至夜发热；以及血瘀经闭，痛经，脉沉实而涩者。

【病机】原治太阳表邪未解，随经入腑化热，与血搏结乃成下焦蓄血证。

【辨证】下焦蓄血证。

【治法】泄热逐瘀。

【选药与方解】

君：桃仁12g——破血祛血。

　　大黄12g——泄热逐瘀。

臣：芒硝6g——软坚泄热，瘀热并治，从二便而下。

　　桂枝6g——通血脉，助活血，防寒凉凝血。

佐使：炙甘草12g——益气和中，缓诸药峻猛之性。

【配伍特点】

1. 寒下与逐瘀同用，瘀热并治。

2. 大队寒凉药配伍少量温通活血的桂枝，既活血，又防寒凝血瘀。

【用法与运用】

1. 煎服法　汤剂，水煎服，芒硝冲服，1日2~3次。

2. 禁忌证　孕妇忌用。

3. 加减运用　妇人血瘀经闭、痛经以及恶露不下等，常配合四物汤同用；兼气滞者，加香附、乌药、枳实、青皮、木香等以理气止痛；对跌打损伤，瘀血停留，疼痛不已者，加赤芍、当归尾、红花、苏木、三七等以活血祛瘀止痛；吐血、衄血，可以本方釜底抽薪，引血下行，酌加生地、丹皮、栀子等以清热凉血。

4. 现代临床应用　急性盆腔炎、胎盘滞留、附件炎、肠梗阻、子宫内膜异位症、急性脑出血等属瘀热互结下焦者。

【方歌】

桃核承气大黄硝，破瘀泄热桂枝草，

少腹急结便自利，瘀热互结蓄血好。

血府逐瘀汤

《医林改错》

【主治表现】胸痛，头痛日久，痛如针刺而有定处，或呃逆日久不止，或内热烦闷，或心悸失眠，急躁易怒，入暮潮热，唇暗或两目暗黑，舌质暗红或有瘀斑，脉涩或弦紧。

【病机】瘀阻胸中，气机受阻，肝郁不疏。

【辨证】胸中血瘀证。

【治法】活血祛瘀，行气止痛。

【选药与方解】

桃红四物汤（白芍易赤芍，熟地易生地）——桃仁 12g，红花 9g，当归 9g，生地黄 9g，川芎 4.5g，赤芍 6g——活血祛瘀而养血。

四逆散（枳实易枳壳）——柴胡 3g，枳壳 6g，甘草 6g——行气和血而疏肝。

桔梗 4.5g——开宣肺气，载药上行。

牛膝 9g——通利血脉，引血下行。

【配伍特点】

1. 气血同调 活血与行气相伍，既行血分瘀滞，又解气分郁结。

2. 行中寓补 祛瘀与养血同施，活血而不耗血，行气而不伤阴之弊。

3. 升降兼顾 既升达清阳，又降泄下行，使气血和调。

【用法与运用】

1. 煎服法 汤剂，水煎服，1 日 2 ~ 3 次。

2. 禁忌证 孕妇忌用。

3. 加减运用 瘀痛入络，可加全蝎、穿山甲、地龙、三棱、莪术等以破血通络止痛；气机郁滞较重，加川楝子、香附、青皮等以疏肝理气止痛；血瘀经闭、痛经者，可用本方去桔梗，加香附、益母草、泽兰等以活血调经止痛；胁下有痞块，属血瘀者，可酌加丹参、郁金、䗪虫、水蛭等以活血破瘀消癥。

4. 现代临床应用 冠心病心绞痛、风湿性心脏病、胸部挫伤及肋软骨炎之胸痛，以及脑血栓形成、高血压病、高脂血症、血栓闭塞性脉管炎、神经官能症、脑震荡后遗症之头痛、头晕等属瘀阻气滞者。

【方歌】

血府逐瘀有四物，桃红桔壳膝草胡，

活血祛瘀行气痛，胸中血瘀服自如。

【附方】

1. 通窍活血汤（《医林改错》）

组成：赤芍、川芎、桃仁、红花、麝香、老葱、生姜、大枣。

功用：活血通窍。

主治：瘀阻头面证，症见头痛昏晕，或耳聋，脱发，面色青紫，或酒渣鼻，或白癜风，以及妇女干血痨，小儿疳积见肌肉消瘦、腹大青筋、潮热等。

2. 膈下逐瘀汤（《医林改错》）

组成：五灵脂、当归、川芎、桃仁、丹皮、赤芍　乌药、延胡索、甘草、香附、红花、枳壳。

功用：活血祛瘀，行气止痛。

主治：瘀血阻于膈下证，症见腹中胁下有痞块；或肚腹疼痛，痛处不移；或卧则腹坠似有物者。

3. 少腹逐瘀汤（《医林改错》）

组成：小茴香、干姜、延胡索、没药、当归、川芎、官桂、赤芍、蒲黄、五灵脂。

功用：活血祛瘀，温经止痛。

主治：寒凝血瘀证，症见少腹瘀血积块疼痛或不痛，或痛而无积块，或少腹胀满，或经期腰酸，少腹作胀，或月经一月见三五次，接连不断，断而又来，色或紫或黑，或有瘀块，或崩漏兼少腹疼痛等症。

4. 身痛逐瘀汤（《医林改错》）

组成：秦艽、川芎、桃仁、红花、甘草、羌活、没药、当归、炒五灵脂、香附、牛膝、地龙。

功用：活血行气，祛风除湿，通痹止痛。

主治：瘀血痹阻经络证，症见肩痛，臂痛，腰痛，腿痛，或周身疼痛经久不愈。

补阳还五汤

《医林改错》

【主治表现】半身不遂，口眼歪斜，语音謇涩，下肢痿废；小便失禁或频数，口角流涎，苔白，脉缓。

【病机】素体元气亏虚，不能鼓动血脉运行，以致脉络瘀阻，肌肉筋脉失荣，人体的阳气分布周身，左右各得其半，若气亏十去其五，归并一侧，半身失却濡养，则半身不遂，口眼歪斜。

【辨证】气虚血瘀之中风后遗症。

【治法】补气活血通络。

【选药与方解】

君：黄芪 30～120g——大补脾胃之气，气旺以促血行，祛瘀而不伤正。

臣：当归尾 6g——活血，化瘀而不伤血。

佐：桃仁 3g，红花 3g，川芎 3g，赤芍 5g——活血祛瘀。

地龙 3g——通经活络。

【配伍特点】

1. 大量补气药与少量活血药相伍，使气旺血行以治本，祛瘀通络以治标。

2. 补气不滞血，活血不伤正。

【用法与运用】

1. 煎服法　汤剂，水煎服，1 日 2～3 次。

2. 加减运用　本方生黄芪用量独重，开始可先用小量（一般从 30～60g 开始），效果不明显时，再逐渐增加。半身不遂以上肢为主者，可加桑枝、桂枝以引药上行，温经通络；下肢为主者，加牛膝、杜仲以引药下行，补益肝肾；日久效果不显著者，加水蛭、虻虫以破瘀通络；语言不利者，加石菖蒲、郁金、远志等以化痰开窍；口眼歪斜者，可合用牵正散以化痰通络；痰多者，加制半夏、天竺黄以化痰；偏寒者，加熟附子以温阳散寒；脾胃虚弱者，加党参、白术以补气健脾。

3. 现代临床应用　脑血管意外后遗症、冠心病、小儿麻痹后遗症，以及其他原因引起的偏瘫、截瘫，或单侧上肢，或下肢痿软等属气虚血瘀者。

【方歌】

补阳还五重黄芪，桃红芎芍龙归尾，

补气活血又通络，中风半身不遂宜。

复元活血汤

《医学发明》

【主治表现】胁肋瘀血疼痛，甚至痛不可忍。

【病机】从高坠下，跌打损伤，脉络受损，而致血离经脉，瘀留胁下。

【辨证】跌打损伤，瘀血阻滞证。

【治法】活血祛瘀，疏肝通络。

【选药与方解】

君：大黄 30g——活血祛瘀，引瘀血下行。酒制具上行之性，达胁下病所。

柴胡 15g——疏肝行气，引大黄达胁下。

臣：桃仁 15g，红花 6g——活血祛瘀止痛。

穿山甲 6g——辛散走窜，破瘀通络，散结消肿。

当归 9g——养血和血，行血不伤血。

佐：天花粉 9g——清热润燥，入血分助消瘀。

使：甘草 6g——缓急止痛，调和诸药。

酒煎服——活血祛瘀。

【配伍特点】升降同施，以调畅气血；活中寓补，活血破瘀而不伤阴血。

【用法与运用】

1. 煎服法　汤剂，加适量黄酒，水煎服，饭前 1 小时温服。

2. 禁忌证　孕妇忌用。

3. 加减运用　瘀重而痛甚者，加三七或酌加乳香、没药、元胡等增强活血祛瘀、消肿止痛之功；气滞重而痛甚者，可加川芎；香附、郁金、青皮等以增强行气止痛之力。

4. 现代临床应用　肋间神经痛、肋软骨炎、胸胁部挫伤、乳腺增生症等属瘀血停滞者。

【方歌】

复元活血桃红花，大黄柴归粉草甲，

活血祛瘀又通络，跌打损伤疏肝佳。

【附方】

七厘散（《同寿录》）

组成：上朱砂水飞净，一钱二分（3.6g），真麝香一分二厘（0.36g），梅花冰片一分二厘（0.36g），净乳香一钱五分（4.5g），红花一钱五分（4.5g），明没药一钱五分（4.5g），瓜儿血竭一两（30g），粉口儿茶二钱四分（7.2g）。

用法：上为极细末，瓷瓶收贮，黄蜡封口，贮久更妙。治外伤，先以药七厘（0.5～1g），烧酒冲服，复用药以烧酒调敷伤处。如金刃伤重，急用此药干掺。

功用：散瘀消肿，定痛止血。

主治：跌打损伤，筋断骨折之瘀血肿痛，或刀伤出血。并治无名肿毒，烧伤烫伤等。伤轻者不必服，只用敷。

温 经 汤
《金匮要略》

【主治表现】漏下不止，血色暗而有块，淋漓不畅，或月经超前或延后，或逾期不止，或一月再行，经停不至，而见少腹里急，腹满，傍晚发热，手心烦热，唇口干燥，舌质暗红，脉细而涩。

【病机】高龄妇人，"曾经半产，瘀血在少腹不去"或产后阴血亏虚，寒邪客之，表现为虚、寒、瘀、热，而以寒凝血瘀为中心。

【辨证】冲任虚寒，瘀血阻滞证。亦治妇人宫冷，久不受孕。

【治法】温经散寒，养血祛瘀。

【选药与方解】

君：吴茱萸9g，桂枝6g——温经散寒，通利血脉。

臣：当归6g，川芎6g——活血祛瘀，养血调经。

丹皮6g——活血散瘀，清血分热。

佐：阿胶6g——养血止血，滋阴润燥。

白芍6g——养血敛阴，柔肝止痛。

麦冬9g——养阴清热。

人参6g，甘草6g——益气健脾。

半夏6g，生姜6g——辛开散结，通降胃气。

使：甘草6g——调和诸药。

【配伍特点】

1. 温清补消并用，以温经补养为主。

2. 寒热并用，偏重于温。大队温补药与少量寒凉药配伍，使全方温而不燥，刚柔相济，以成温养之剂。

【用法运用】

1. 煎服法　汤剂，水煎服，阿胶烊化，每日2~3次。

2. 禁忌证 月经不调属实热或无瘀血内阻者，不宜使用。

3. 加减运用 小腹冷痛，去丹皮、麦冬，加艾叶、小茴香，或桂枝易为肉桂，以增强散寒止痛之力；寒凝而气滞者，加香附、乌药以理气止痛；漏下不止而血色暗淡者，去丹皮，加炮姜、艾叶以温经止血；气虚者，加黄芪、白术以益气健脾；傍晚发热甚者，加银柴胡、地骨皮以清虚热。

4. 现代临床应用 功能性子宫出血、慢性盆腔炎、痛经、不孕症等属冲任虚寒、瘀血阻滞者。

【方歌】

温经吴桂归芎芍，参姜丹麦夏草胶，

散寒祛瘀兼养血，冲任虚寒瘀阻好。

【附方】

艾附暖宫丸（《仁斋直指》）

组成：艾叶6g，香附12g，吴茱萸6g，川芎6g，白芍6g，黄芪6g，续断5g，生地6g，官桂5g，当归6g。

用法：为细末，米醋打糊为丸，每服6g。忌恼怒及生冷饮食。

功效：暖宫温经，养血活血。

主治：妇人子宫虚冷，带下白淫，面色萎黄，四肢疼痛，倦怠无力，饮食减少，经脉不跳，肚腹时痛，久无子息。

生 化 汤
《傅青主女科》

【主治表现】恶露不行，小腹冷痛，脉迟细或弦。

【病机】产后血虚受寒，瘀血腹痛。

【辨证】产后瘀血腹痛。

【治法】化瘀生新，温经止痛。

【选药与方解】

君：当归24g（重用）—养血活血，化瘀生新，散寒止痛。

臣：川芎9g——活血行气。

桃仁6g——活血祛瘀。

佐：炮姜2g——入血分散寒，温经止痛。

黄酒——温通血脉而活血。

童便——化瘀，引败血下行。

使：炙甘草2g——调药。

【配伍特点】

1. 消补兼施，寓补于消（补血配活血）。

2. 温通并用，寓温于通（温里配活血）。

【用法与运用】

1. 煎服法 汤剂，水煎服，或酌加黄酒同煎，每日2～3次。

2. 禁忌证 产后血热而有瘀滞者不宜使用；恶露过多、出血不止，甚至汗出气短神疲者，忌用。

3. 加减运用 若瘀滞较甚，腹痛较剧者，加蒲黄、五灵脂、延胡索、益母草等以祛瘀止痛；小腹冷痛甚，加肉桂以温经散寒；气滞明显者，加木香、香附、乌药等以理气止痛。

4. 现代临床应用 产后子宫复旧不良、产后宫缩疼痛、胎盘残留等属产后血虚寒凝，瘀血内阻者。

【方歌】

生化归芎与炮姜，桃仁炙草酒便上，

化瘀生新温经痛，产后瘀血腹痛方。

失 笑 散
《太平惠民和剂局方》

【主治表现】心腹刺痛，或产后恶露不行，或月经不调，少腹急痛等。

【病机】瘀血内停，脉道阻滞。

【辨证】瘀血停滞证。

【治法】活血祛瘀，散结止痛。

【选药与方解】

君：五灵脂6g——通利血脉，散瘀止痛。

臣：蒲黄6g——行血祛瘀，炒用止血。

佐使：米醋、黄酒——活血脉，行药力，化瘀血，制五灵脂气味之腥臊。

【用法与运用】

1. 煎服法 共为细末，每服6g，用黄酒或醋冲服，或作汤剂，用纱布包煎。

2. 禁忌证 孕妇忌用，胃弱者慎用。

3. 加减运用 瘀血甚者，加当归、赤芍、川芎、桃仁、红花、丹参等活血祛瘀；血虚者，合四物汤同用，以养血调经；疼痛较剧者，加乳香、没药、元胡等化瘀止痛；兼气滞者，加香附、川楝子以行气止痛；寒者，加炮姜、艾叶、小茴香等温经散寒。

4. 现代临床应用 痛经、冠心病心绞痛、宫外孕、慢性胃炎等属瘀血停滞者。

【方歌】

失效灵脂蒲黄同，等量为散醋醯冲，

瘀滞心腹时作痛，祛瘀止痛有奇功。

【附方】

丹参饮（《时方歌括》）

组成：丹参一两（30g），檀香、砂仁各一钱半（各4.5g）。

用法：以水一杯，煎七分服。

功用：活血祛瘀，行气止痛。

主治：血瘀气滞之心、胃诸痛。

桂枝茯苓丸
《金匮要略》

【主治表现】 妇人素有癥块，妊娠漏下不止，或胎动不安，血色紫黑晦暗，腹痛拒按，或经闭腹痛，或产后恶露不尽而腹痛拒按者，舌质紫暗或有瘀点，脉沉涩。

【病机】 瘀血癥块阻滞于胞宫。

【辨证】 瘀阻胞宫证。

【治法】 活血化瘀，缓消癥块。

【选药与方解】

君：桂枝9g——温通血脉，以行瘀滞。

臣：桃仁9g——活血祛瘀。

佐：丹皮 9g，芍药 9g——活血散瘀，凉血清退瘀久所化之热，芍药缓急止痛。

茯苓 9g——渗湿祛痰，以助消癥，健脾益气，扶助正气。

使：白蜜 9g——甘缓而润，缓诸药破泄之力。

【配伍特点】

1. 用桂枝温通血脉，佐丹皮、芍药以凉血散瘀，寒温并用，无耗伤阴血之弊。

2. 漏下之症，采用行血法，体现通因通用，使癥块得消，血行常道，出血得止。

【用法与运用】

1. 煎服法　共为细末，炼蜜为丸，每日服 3～5g。

2. 禁忌证　对妇女妊娠而有瘀血癥块者，只能渐消缓散，不可猛攻。

3. 加减运用　瘀血阻滞较重，加丹参、川芎等活血祛瘀；疼痛剧烈者，加玄胡、没药、乳香等活血止痛；出血多者，加茜草、蒲黄等活血止血；气滞者，加香附、陈皮等以理气行滞。

4. 现代临床应用　子宫肌瘤、子宫内膜异位症、卵巢囊肿、附件炎、慢性盆腔炎等属瘀血留滞者。

【方歌】

金匮桂枝茯苓丸，桃仁芍药与牡丹，

等份为末蜜丸服，缓消癥块胎可安。

大黄䗪虫丸
《金匮要略》

【主治表现】形体羸弱，腹满不能饮食，肌肤甲错，两目暗黑，或潮热，舌紫暗或有瘀斑，脉涩。

【病机】过饱、过饥、忧郁、房事过度而成。

【辨证】五劳虚极，瘀血内停之干血劳。

【治法】破血消癥，祛瘀生新。

【选药与方解】

君：大黄 300g——攻下逐瘀，清热凉血。

䗪虫 30g——破血逐瘀。

臣：水蛭 60g，虻虫 60g，蛴螬 45g，干漆 30g，桃仁 120g——破血消癥，活血通络。

佐：黄芩 60g——清瘀热。

杏仁 120g——宣降利气，气行则血行。

生地 300g，芍药 120g——养血滋阴。

使：甘草 90g——和中补虚。

【用法与运用】

1. 煎服法　共为细末，炼蜜为丸，每次 3~6g，每日 1~3 次。

2. 禁忌证　孕妇及有出血者忌用。

3. 现代临床应用　肝硬化、肝癌、脂肪肝、慢性活动性肝炎、慢性白血病等属于正气亏虚、瘀血内停者。

【方歌】

大黄䗪虫芩芍桃，地黄杏草漆蛴螬，

水蛭虻虫和丸服，去瘀生新干血疗。

鳖甲煎丸
《金匮要略》

【主治表现】疟疾日久不愈，胁下痞硬（或硬）成块，结成疟母；以及癥瘕结于胁下，推之不移，腹中疼痛，肌肉消瘦，饮食减少，时有寒热，女子月经闭止等。

【病机】疟母的形成多因疟疾日久，正气日衰，气血运行不畅，寒热痰湿之邪与气血搏结，聚而成形，留于胁下。亦属气滞血凝日久渐成。

【辨证】疟母，癥瘕。

【治法】行气活血，祛湿化痰，软坚消癥。

【选药与方解】

君：鳖甲 90g——软坚散结。

灶下灰 90g——消癥祛积。

清酒 90g——活血通络。

臣：赤硝 90g，大黄 22.5g，䗪虫 37g，蜣螂 45g，鼠妇 22.5g——破血

消癥。

柴胡 45g，黄芩 22.5g，白芍 37g——和少阳而条达肝气。

厚朴 22.5g，乌扇（射干）22.5g，葶苈子 7.5g，半夏 7.5g——行郁气而消痰癖。

干姜 22.5g，桂枝 22.5g——温中通阳。

桃仁 15g，牡丹 37g，紫葳 22.5g，蜂窠 30g——活血化瘀而去干血。

瞿麦 15g，石韦 22.5g——利水祛湿。

佐：人参 7.5g，阿胶 22.5g——补气养血而扶正气。

【配伍特点】寒热并用，攻补兼施，气血津液兼顾。

【用法与运用】

1. 煎服法　除硝石、鳖甲胶、阿胶外，20 味烘干碎断，加黄酒 600g 拌匀，加盖封闭，隔水炖至酒尽药熟，干燥，与硝石等三味混合粉碎成细粉，炼蜜为丸，每丸重 3g。每次服 1～2 丸，日 2～3 次，温开水送下。

2. 禁忌证　正气虚弱者慎用。

3. 加减运用　气滞甚者，加枳壳、木香；寒湿甚者，去黄芩、大黄，加附子、肉桂；湿热甚者，去干姜、桂枝，加茵陈、栀子；腹水甚者，加茯苓、车前子、大腹皮、椒目等。

4. 现代临床应用　肝硬化、肝脾肿大、肝癌、子宫肌瘤、卵巢囊肿等属正气日衰、气滞血瘀者。

【方歌】

鳖甲煎丸疟母方，䗪虫鼠妇及蜣螂，

蜂窠石韦人参射，桂朴紫葳丹芍姜，

瞿麦柴芩胶半夏，桃仁葶苈和硝黄，

疟缠日久胁下硬，癥消积化保安康。

第二节　止　血

适应证：出血证。热迫血行出血，瘀血出血，脾不统血，外伤出血等。

十 灰 散

《十药神书》

【主治表现】呕血、吐血、咯血、嗽血、衄血等。血色鲜红，来势急暴，舌红，脉数。

【病机】火热炽盛，气火上冲，损伤血络，离经妄行。

【辨证】血热妄行之上部出血证。

【治法】凉血止血。

【选药与方解】

君：大蓟 9g，小蓟 9g——凉血止血，祛瘀。

臣：白茅根 9g，侧柏叶 9g，茜根 9g，荷叶 9g——凉血止血。

棕榈皮 9g——收涩止血。

佐：大黄 9g，栀子 9g——清热泻火，导热下行。

丹皮 9g——凉血清热活血。

使：藕汁——清热凉血，止血清瘀。

萝卜汁——清热降气以助止血。

京墨——收涩止血。

【配伍特点】寓止血于清热泻火之中，寄祛瘀于凉血止血之内。

【用法与运用】

1. 煎服法 各药烧炭存性，为末，藕汁或萝卜汁磨京墨适量，调服 9 ~ 15g；或作汤剂，水煎服，用量按原方比例酌定。

2. 禁忌证 虚寒性出血者禁用。

3. 加减运用 火气上逆、血热较盛者，可改作汤剂，加大大黄、栀子的用量，并可配入牛膝、代赭石等镇降之品，引血下行。

4. 现代临床应用 上消化道出血、支气管扩张及肺结核咯血等属血热妄行者。

【方歌】

十灰侧柏大小蓟，白茅荷叶茜丹皮，

栀子大黄京墨棕，血热妄行为炭宜。

【附方】

四生丸（《妇人大全良方》）

组成：生荷叶 9g，生艾叶 9g，生柏叶 12g，生地黄 15g。

用法：各等份共研，每次 9g。亦可作汤剂水煎服，用量按原方比例酌定。

功用：凉血止血。

主治：血热妄行证。症见吐血，衄血，血色鲜红，口干咽燥，舌红或绛，脉弦数。

咳　血　方
《丹溪心法》

【主治表现】咳嗽痰稠带血，咯吐不爽，心烦易怒，胸胁作痛，咽干口苦，颊赤便秘，舌红苔黄，脉弦数。

【病机】肝火犯肺，肺失清肃。病本在肝，标在肺。

【辨证】肝火犯肺之咳血证。

【治法】清肝宁肺，凉血止血。

【选药与方解】

君：青黛 6g，栀子 9g——清肝泻火凉血（治本清源）。

臣：瓜蒌仁 9g，海粉 9g——清肺化痰（瓜蒌仁宽胸利肺，滑肠通便）。

佐：诃子 6g——苦泄降火，下气化痰，敛肺止咳。

使：蜜——润肺。

姜汁——辛温。反佐，使诸泻火清化药无凉遏之虞。

【配伍特点】寓止血于清热泻火之中，寄祛瘀于凉血止血之内。

【用法与运用】

1. 煎服法　上药为末，以蜜和姜汁为丸，每服 9g；亦可作汤剂，水煎服，用量按原方比例酌定。

2. 禁忌证　肺肾阴虚及脾虚便溏者不宜使用。

3. 加减运用　伤及阴液者，加沙参、麦冬等以清肺养阴；痰多者，加川贝、天竺黄、枇杷叶等清肺化痰止咳。本方去诃子、海浮石，加青蒿、丹皮，治疗鼻衄，亦有较好疗效。

4. 现代临床应用　支气管扩张、肺结核等咳血属肝火犯肺者。

【方歌】

咳血栀黛蒌仁诃，肝火犯肺海粉和，

清肝宁肺凉止血，加入蜜同姜汁喝。

小 蓟 饮 子
《玉机微义》

【主治表现】小便频数，赤涩热痛，尿中带血，或血尿，舌红苔黄，脉数。

【病机】热蕴膀胱，灼伤血络，气化失司，水道不利。

【辨证】血淋，尿血。

【治法】凉血止血，利水通淋。

【选药与方解】

君：生地9g——凉血止血，养阴清热。

臣：小蓟9g，藕节9g，蒲黄9g——凉血止血消瘀。

佐：滑石9g，竹叶9g，木通9g——清热利水通淋。

　　栀子9g——清热泻火，导热下行。

　　当归9g——养血和血，引血归经。

使：甘草9g——和中调药。

【配伍特点】

1. 止血之中寓以化瘀，使血止而不留瘀。

2. 清利之中寓以养阴，使利水而不伤阴。

【用法与运用】

1. 煎服法　汤剂，水煎服，用量据病证酌情增减。

2. 禁忌证　血淋、尿血日久兼寒或气虚不摄者，均不宜使用。

3. 加减运用　甘草应以生甘草为宜，增强清热泻火之力；尿道刺痛，加琥珀末1.5g吞服，以化瘀止痛；血淋、尿血日久气阴两伤者，减木通、滑石，加太子参、黄芪、阿胶等以补气养阴。

4. 现代临床应用　急性泌尿系感染、泌尿系结石等属下焦瘀热、蓄聚膀胱者。

【方歌】

小蓟生地藕蒲黄，滑石通草竹叶良，

栀子当归炙甘草，凉血止血通淋方。

槐　花　散
《普济本事方》

【主治表现】便前出血，或便后出血，或粪中带血，以及痔疮出血，血色鲜红或晦暗，舌红苔黄脉数。

【病机】风热湿毒之邪壅结大肠，血络受损，血渗肠道乃致便血。

【辨证】风热湿毒，壅遏肠道，损伤血络证。

【治法】清肠止血，疏风行气。

【选药与方解】

君：槐花 12g——清热凉血止血，清大肠湿热。

臣：侧柏叶 12g——收涩止血，凉血清热。

佐：荆芥穗 6g——升阳，阻止下部出血；辛散，祛肠中之风；性温防凉遏之偏。

枳壳 6g——宽肠行气，合芥穗升中有降，使腑气顺达，利于祛邪止血。

【配伍特点】

1. 寓行气于止血之中，气血兼调。

2. 寓收涩于清疏之内，相反相成。

【用法与运用】

1. 煎服法　为细末，每次 6g，开水或米汤调下；或作汤剂，水煎服，用量按原方比例酌定。

2. 禁忌证　便血日久属气虚或阴虚者，以及脾胃素虚者，均不宜使用。

3. 加减运用　便血较多，荆芥改用荆芥炭，加入黄芩炭、地榆炭、棕榈炭等，以加强止血之功；大肠热甚，可加黄连、黄芩等清肠泄热；下血紫暗，可加苍术、茯苓等以祛湿毒；便血日久血虚，加熟地、当归等养血和血。

4. 现代临床应用　痔疮、结肠炎或其他肛肠及胃肠疾病等属于风热或湿热邪毒，壅遏肠道、损伤脉络者。肠癌便血亦可应用。

【方歌】

槐花散治脏毒风，侧柏芥穗枳壳充，

清肠凉血又行气，便前便后出血用。

黄 土 汤

《金匮要略》

【主治表现】大便下血，或吐血、衄血，妇人崩漏，血色暗淡，四肢不温，面色萎黄，舌淡苔白，脉沉细无力。

【病机】脾阳不足，统摄无权。

【辨证】脾阳不足，脾不统血证。

【治法】温阳健脾，养血止血。

【选药与方解】

君：灶心土30g——温补脾阳，收涩止血。

臣：附子9g，白术9g——温阳健脾。

佐：阿胶9g，生地9g——滋阴养血止血，补已损之阴血，制附、术温燥伤血。

黄芩9g——苦寒，制诸热药过于温燥，以防动血。

使：甘草9g——益气和中调药。

【配伍特点】

1. 寒热并用，使温阳而不动血。

2. 标本兼顾，止血以治标，温阳以治本。

3. 刚柔相济，滋阴而不碍温阳。

【用法与运用】

1. 煎服法　先将灶心土水过滤取汤，再煎余药，阿胶烊化冲服。

2. 禁忌证　热迫血妄行所致的出血者忌用。

3. 加减运用　出血多者，加三七、白及等止血；气虚者，加人参以益气摄血；胃纳较差者，阿胶可改为阿胶珠，以减其滋腻之性；脾胃虚寒者，加炮姜炭以温中止血。方中灶心黄土缺少时，可用赤石脂代之。

4. 现代临床应用　消化道出血及功能性子宫出血等属脾阳不足者。

【方歌】

黄土白术附子胶，生地黄芩与甘草，

温阳健脾兼养血，阳虚便血止血妙。

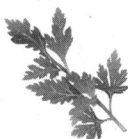

第十五章 治 风 剂

重点概述

【概念】凡以辛散祛风或息风止痉药为主组成，具有疏散外风或平息内风作用，治疗风病的方剂，统称为治风剂。

风有内、外之分。外风为六淫之一；内风为阳气所化，多呈火热炽盛或肝阳偏亢。外感风邪，留于头面、肌肉、经络、筋骨、关节等，其致病偏于肌表；内生风邪，多因内脏病变所致，主要责之于肝。

【适应证】风证。

【分类及代表方】

疏散外风剂——川芎茶调散、大秦艽汤、牵正散、消风散。

平息内风剂——羚角钩藤汤、镇肝息风汤、天麻钩藤饮、大定风珠。

【注意事项】

1. 辨清外风、内风。

2. 辨清病邪的兼夹以及病情的虚实（风邪多夹寒、热、湿、痰、瘀等邪）。

3. 内、外风可互相影响或兼夹，当分清主次。

4. 辛散疏风药多温燥，易伤阴津。

第一节 疏散外风

适应证：外风所致病证。风邪外袭所致的风疹、湿疹；风中经络所致的口眼㖞斜、半身不遂；风邪着于肌肉、筋骨、关节所致的关节疼痛、麻木不仁、屈伸不利；风毒之邪，从破伤之处侵入所致之破伤风等。

川芎茶调散

《太平惠民和剂局方》

【主治表现】偏正头痛，或巅顶作痛、目眩鼻塞，或恶风发热，舌苔薄白，脉浮。

【病机】外感风邪循经上犯头目，阻遏清阳之气。

【辨证】外感风邪头痛（"伤于风者，上先受之"）。

【治法】疏风止痛。

【选药及方解】

君：川芎 12g——辛温香窜，为血中气药，上行头目，为治诸经头痛之要药，祛风活血而止头痛，长于治少阳、厥阴经头痛（头顶或两侧头痛）。

臣：薄荷 12g，荆芥 12g——辛散上行，以助君药疏风止痛之功，并能清利头目。

佐：白芷 6g——善治阳明经头痛（前额、眉棱骨）。

羌活 6g——善治太阳经头痛（枕后牵及项部）。

细辛 3g——祛风止痛，善治少阴经头痛（脑痛连齿），并能宣通鼻窍。

防风 4.5g——辛散上部风邪。

甘草 6g——调和诸药。

【配伍特点】集众多辛散疏风药于一方，升散中寓有清降，具有疏风止痛而不温燥的特点。

【用法与运用】

1. 煎服法 上为细末，每服二钱（6g），食后，茶清调下。现代用法：共为细末，每次 6g，每日 2 次，饭后清茶调服；亦可作汤剂，用量按原方比例酌减。

2. 禁忌证 对于气虚、血虚，或肝肾阴虚、肝阳上亢、肝风内动等引起的头痛，均不宜使用。

3. 加减变化 风为百病之长，外感风邪，多有兼夹。若属外感风寒头痛，宜减薄荷用量，酌加苏叶、生姜以加强祛风散寒之功；外感风热头痛，加菊花、僵蚕、蔓荆子以疏散风热；外感风湿头痛，加苍术、藁本以散风祛湿；

头风头痛，宜重用川芎，并酌加桃仁、红花、全蝎、地龙等以活血祛瘀，搜风通络。

4. 现代临床运用 本方常用于感冒头痛、偏头痛、血管神经性头痛、慢性鼻炎头痛等属于风邪所致者。

【方歌】

川芎茶调用荆防，辛芷薄荷甘草羌，

目昏鼻塞风攻上，偏正巅顶痛自康。

【附方】

菊花茶调散（《丹溪心法附余》）

组成：菊花、川芎、荆芥穗、羌活、甘草、白芷各60g，细辛30g，防风45g，蝉蜕、僵蚕、薄荷各15g。

用法：上为末，每次6g，食后茶清调下。

功用：疏风止痛，清利头目。

主治：风热上犯头目之偏正头痛或巅顶作痛，头晕目眩。

本方是在川芎茶调散的基础上加菊花、僵蚕、蝉蜕以疏散风热，清利头目，适用于偏正头痛以及眩晕偏于风热者。

大秦艽汤

《素问病机气宜保命集》

【主治表现】口眼㖞斜，舌强不能言语，手足不能运动，或恶寒发热，苔白或黄，脉浮数或弦细。

【病机】正气不足，营血虚弱，脉络空虚，风邪乘虚入中，气血痹阻，经络不畅。

【辨证】风邪初中经络证。

【治法】疏风清热，养血活血。

【选药与方解】

君：秦艽90g——祛风通络。

臣：羌活30g，独活60g，防风30g，白芷30g，细辛15g——祛风散邪，加强君药祛风之力。

佐：熟地30g，当归60g，白芍60g，川芎60g，白术30g，茯苓30g，生地 30g，石膏 60g，黄芩 30g——养血活血，益气健脾，以化生气血。

使：甘草 60g——调和诸药。

【配伍特点】治风先治血，血行风自灭。

【用法与运用】

1. 煎服法 水煎温服，上药用量按比例酌减。

2. 禁忌证 本方辛温发散之药较多，若属内风所致者，不可使用。

3. 加减变化 若无内热，可去黄芩、石膏等清热之药，专以疏风养血通络为治。原方有"如遇天阴，加生姜煎七八片；如心下痞，每两加枳实一钱同煎"的用法，可资参考。

4. 现代临床运用 颜面神经麻痹、缺血性脑卒中等属于风邪初中经络者。对风湿性关节炎属于风湿热痹者，亦可斟酌加减用之。

【方歌】

大秦艽汤羌独防，芎芷辛芩二地黄，

石膏归芍苓甘术，风中经络可煎服。

小 活 络 丹

《太平惠民和剂局方》

【主治表现】肢体筋脉疼痛，麻木拘挛，关节屈伸不利，疼痛游走不定，舌淡紫，苔白，脉沉弦或涩。亦治中风手足不仁，日久不愈，经络中有湿痰瘀血，而见腰腿沉重，或腿臂间作痛。

【病机】风寒痰湿瘀血，痹阻经络。

【辨证】风寒湿痹证。

【治法】祛风除湿，化痰通络，活血止痛。

【配伍特点】诸药合用，可祛除留滞于经络中之风寒湿邪与痰浊、瘀血，使气血流畅，经络宣通，则诸症可愈。

【选药及方解】

君：川乌 180g，草乌 180g——祛风除湿，温通经络，并有较强的止痛作用。

臣：天南星 180g——善能祛风燥湿化痰，以除经络中之风痰湿浊。

佐：乳香 66g，没药 66g——行气活血，化痰通络而止痛，并使经络气血流畅。

使：地龙 180g——性善走窜，为入络之佳品，通经活络。

陈酒——助药力，引诸药直达病所。

【用法与运用】

1. 煎服法 上为细末，入研药和匀，酒面糊为丸，如梧桐子大。每服 20 丸（3g），每日 2 次，用陈酒或温开水送服；亦可作汤剂，剂量按比例酌减，川乌、草乌先煎 30 分钟。

2. 禁忌证 本方药性温燥，药力较峻猛，宜于体实气壮者，阴虚有热者及孕妇慎用。

3. 加减运用 腰腿沉重者，加苍术、防己；疼痛游走不定者，加防风、秦艽；肢体关节冷痛者，加肉桂。

4. 现代临床运用 慢性风湿性关节炎、类风湿性关节炎、骨质增生症以及坐骨神经痛、肩周炎以及中风后遗症等属于风寒、湿痰、瘀血留滞经络者。

【方歌】

小活络丹天南星，二乌乳没与地龙，

寒湿瘀血成痹痛，搜风活血经络通。

【附方】

大活络丹（《兰台轨范》）

组成：白花蛇、乌梢蛇、威灵仙、两头尖俱酒浸、草乌、天麻煨、全蝎去毒、首乌黑豆水浸、龟甲炙、麻黄、贯众、炙甘草、羌活、官桂、藿香、乌药、黄连、熟地、大黄蒸、木香、沉香各二两（各 60g）、细辛、赤芍、没药去油另研、丁香、乳香去油、另研、僵蚕、天南星姜制、青皮、骨碎补、白蔻、安息香酒熬、黑附子制、黄芩蒸、茯苓、香附酒浸，焙、玄参、白术各一两（各 30g）、防风二两半（75g），葛根、豹胫骨炙、当归各一两半（45g），血竭另研，七钱（21g），地龙炙、犀角（水牛角代）、麝香另研、松脂各五钱（15g），牛黄、冰片另研，各一钱五分（各 4.5g），人参三两（90g）。

用法：上共五十味为末，蜜丸如桂圆核大，金箔为衣，每服一丸（5g），陈酒送下。

功用：祛风湿，益气血，活络止痛。

主治：风湿痰瘀阻于经络，正气不足之中风瘫痪、痿痹、阴疽、流注以及跌打损伤等。

牵 正 散

《杨氏家藏方》

【主治表现】口眼㖞斜，或面肌抽动，舌淡红，苔白。

【病机】风痰阻于经络，经隧不利，筋肉失养。

【辨证】风中头面经络证。

【治法】祛风化痰，通络止痉。

【选药及方解】

君：白附子9g——入阳明经而走头面，以祛风化痰，尤其善散头面之风。

臣：全蝎9g，僵蚕9g——祛风止痉，其中全蝎长于通络，僵蚕且能化痰。合用既助君药祛风化痰之力，又能通络止痉。

佐使：热酒——以助宣通血脉，并能引药入络，直达病所。

【用法与运用】

1. 煎服法 上为细末。每服一钱（3g），热酒调下，不拘时候。现代用法：共为细末，每次服3g，日服2~3次，温酒送服；亦可作汤剂，用量按原方比例酌定。

2. 禁忌证 若属气虚血瘀，或肝风内动之口眼㖞斜、半身不遂，不宜使用。方中白附子和全蝎有一定的毒性，用量宜慎。

3. 加减变化 初起风邪重者，宜加羌活、防风、白芷等以辛散风邪；病久不愈者，酌加蜈蚣、地龙、天麻、桃仁、红花等搜风化瘀通络。

4. 现代临床运用 颜面神经麻痹、三叉神经痛、偏头痛等属于风痰阻络者。

【方歌】

牵正白附僵蚕蝎，风痰阻络口眼斜，

祛风化痰又通络，面肌抽动三克捷。

【附方】

止痉散（《流行性乙型脑炎中医治疗法》）

组成：全蝎、蜈蚣各等份。

用法：上研细末，每服1~1.5g，温开水送服，每日2~4次。

功用：祛风止痉，通络止痛。

主治：痉厥，四肢抽搐等。对顽固性头痛、偏头痛、关节痛亦有较好的疗效。

【比较】止痉散与牵正散 减白附子、僵蚕而增蜈蚣，则止痉之力强，宜于肝风内动之抽搐痉厥；牵正散兼有化痰之功，宜于风痰阻络之口眼㖞斜。

玉 真 散
《外科正宗》

【主治表现】牙关紧急，口撮唇紧，身体强直，角弓反张，甚则咬牙缩舌，脉弦紧。

【病机】皮肉破损，风毒之邪从破损之处侵入肌腠及经脉。

【辨证】破伤风。

【治法】祛风化痰、定搐止痉。

【选药及方解】

君：白附子、天南星——善于祛风化痰，并能解痉定搐。

臣：羌活、防风、白芷——以散经络中之风邪，导风邪外出。

佐：天麻——息风止痉。

使：热酒或童便——取其通经络、行气血之功。

【配伍特点】祛风、化痰、止痉三法兼备，标本兼治，寓止痉于疏散之中，共奏祛风化痰、定搐止痉之功，并有消肿止痛之效。

【用法与运用】

1. 煎服法 上为细末，每服二钱（6g），热酒一盅调服，更敷伤处。若牙关紧急，腰背反张者，每服三钱（9g），用热童便调服。现代用法：共为细末，每次3~6g，每日3次，用热酒或童便调服；外用适量，敷患处；亦可作汤剂，用量酌定，服药后须盖被取汗，并宜避风。

2. 禁忌证 方中药性偏于温燥，易耗气伤津，破伤风而见津气两虚者，不宜使用；肝经热盛动风者忌用。另外，白附子、天南星均有毒性，用量宜慎，孕妇忌服。

3. 加减变化 本方祛风化痰之功较强，而解痉之力不足，运用时常加入蜈蚣、全蝎、蝉蜕等以增强解痉定搐之力；若痰多，可加贝母、竹沥以化痰。

4. 现代临床运用 破伤风、面神经麻痹、三叉神经痛等属于风邪袭于经络者。

【方歌】

玉真散治破伤风，牙关紧闭反张弓，

星麻白附羌防芷，祛风化痰定搐痉。

消　风　散

《外科正宗》

【主治表现】皮肤瘙痒，疹出色红，或遍身云片斑点，抓破后渗出津水，苔白或黄，脉浮数。

【病机】风湿或风热之邪侵袭人体，浸淫血脉，内不得疏泄，外不得透达，郁于肌肤腠理之间。

【辨证】风疹，湿疹。

【治法】疏风除湿，清热养血。

【选药及方解】

君：荆芥6g，防风6g，牛蒡子6g，蝉蜕6g——辛散透达，疏风散邪，风去则痒止。

臣：苍术6g，苦参6g，木通3g——祛风清热，渗利湿热。

　　石膏6g，知母6g——清热泻火。

佐：当归6g，生地6g，胡麻仁6g——养血活血，并寓"治风先治血，血行风自灭"之意，为佐。

使：甘草3g——清热解毒，和中调药。

【配伍特点】上疏下渗，内清外透，标本兼顾。

【用法与运用】

1. 煎服法　水二盅，煎至八分，温服（现代用法：水煎服）。

2. 禁忌证　若风疹属虚寒者，则不宜用。服药期间，应忌食辛辣、鱼腥、烟酒、浓茶等，以免影响疗效。

3. 加减变化　若风热偏盛而见身热、口渴者，宜重用石膏，加银花、连翘以疏风清热解毒；湿热偏盛而兼胸脘痞满，舌苔黄腻者，加地肤子、车前子以清热利湿；血分热重，皮疹红赤，烦热，舌红或绛者，宜重用生地，或加赤芍、紫草以清热凉血。

4. 现代临床运用　急性荨麻疹、湿疹、过敏性皮炎、稻田性皮炎、药物性皮炎、神经性皮炎等属于风热或风湿所致者。

【方歌】

消风归地蝉知防，苦麻荆牛膏通苍，

疏风养血清湿热，风毒湿热疹草忙。

第二节 平息内风

适应证：内风病证。

内风之实证：因热盛生风，如肝经热盛、热极生风所致的高热不退、抽搐、痉厥；因肝阳偏亢、风阳上扰所致的眩晕、头部热痛、面红如醉，甚或猝然昏倒、不省人事、口眼㖞斜、半身不遂等。

内风之虚证：指阴亏血虚生风，如温病后期，阴液亏虚、虚风内动所致的筋脉挛急、手足蠕动等。

羚角钩藤汤
《通俗伤寒论》

【主治表现】高热不退，烦闷躁扰，手足抽搐，发为痉厥，甚则神昏，舌绛而干，或舌焦起刺，脉弦而数；以及肝热风阳上逆，头晕胀痛，耳鸣心悸，面红如醉，或手足躁扰，甚则瘛疭，舌红，脉弦数。

【病机】温热病邪传入厥阴，肝经热盛，热极动风。

【辨证】热盛动风证。

【治法】凉肝息风，增液舒筋。

【选药及方解】

君：羚羊角4.5g，钩藤9g——善于凉肝息风，清热平肝，息风解痉。

臣：桑叶6g，菊花9g——清热平肝，以加强凉肝息风之效。

佐：鲜地黄15g——凉血滋阴。

白芍9g——养阴泄热，柔肝舒筋。

川贝母12g，鲜竹茹15g——清热化痰，热扰心神。

茯神 9g——宁心安神。

使：甘草 3g——调和诸药。

【配伍特点】内清外透，既清肝热，又透泄肝热，标本兼顾。

【用法与运用】

1. 煎服法 水煎服，早、晚各 1 次，温服。

2. 禁忌证 若温病后期，热势已衰，阴液大亏，虚风内动者，不宜应用。

3. 加减变化 若邪热内闭，神昏谵语者，宜配合紫雪或安宫牛黄丸以清热开窍；抽搐甚者，可配合止痉散，以加强息风止痉之效；便秘者，加大黄、芒硝通腑泄热。本方清热凉血解毒之力不足，运用时可酌加水牛角、丹皮等。

4. 现代临床运用 流脑、乙脑，以及妊娠子痫、高血压所致的头痛、眩晕、抽搐等属肝经热盛、热极动风，或阳亢风动者。

【方歌】

羚羊钩藤桑菊花，凉肝息风效堪夸，

川贝竹茹芍草地，增液舒筋茯神加。

【附方】

钩藤饮（《医宗金鉴》）

组成：人参 3g，全蝎去毒 1g，羚羊角 0.5g，天麻 6g，甘草炙 1.5g，钩藤 9g。

用法：水煎服。

功用：清热息风，益气解痉。

主治：小儿天钓。壮热惊悸，牙关紧闭，手足抽搐，头目仰视等。

钩藤饮与羚角钩藤汤均属清热息风之剂，均以钩藤、羚羊角为君药。但前者配伍全蝎、天麻、人参息风止痉之力强，且有益气扶正之功，故宜于肝热动风而抽搐较甚之小儿天钓；后者配生地、白芍兼能增液舒筋，宜于热盛动风而有阴伤之高热抽搐。

镇肝息风汤
《医学衷中参西录》

【主治表现】头目眩晕，目胀耳鸣，脑部热痛，面色如醉，心中烦热，或时常噫气，或肢体渐觉不利，口眼渐形㖞斜；甚或眩晕颠仆，昏不知人，移时始醒，或醒后不能复原，脉弦长有力。

【病机】肝肾阴虚，阴不制阳，肝阳偏亢，肝风内动，气血上逆。

【辨证】肝阳上亢，气血上逆之类中风。

【治法】镇肝息风，滋阴潜阳。

【选药及方解】

君：怀牛膝 30g——重用，引血下行，补益肝肾。

臣：代赭石 30g，龙骨 15g，牡蛎 15g——镇逆潜阳。

佐：玄参 15g，天冬 15g，龟甲 15g，白芍 15g——滋阴清热，壮水涵木。

茵陈 6g，川楝子 6g，生麦芽 6g——清泄肝热，疏肝理气。

使：生甘草 4.5g——和中调药。

【配伍特点】标本兼顾，重在治标，镇肝疏肝。

【用法与运用】

1. 煎服法　水煎服，早、晚各 1 次，温服。

2. 禁忌证　若属气虚血瘀之风，则不宜使用本方。

3. 加减变化　心中烦热甚者，加石膏、栀子以清热除烦；痰多者，加胆南星、竹沥水以清热化痰；尺脉重按虚者，加熟地黄、山茱萸以补肝肾；中风后遗有半身不遂、口眼㖞斜等不能复原者，可加桃仁、红花、丹参、地龙等活血通络。

4. 现代临床运用　高血压、脑血栓形成、脑溢血、血管神经性头痛等属于肝肾阴虚、肝风内动者。

【方歌】

镇肝息风赭牛膝，龟芍茵楝生龙蛎，

玄参天冬麦芽草，滋阴潜阳类风宜。

天麻钩藤饮
《中医内科杂病证治新义》

【主治表现】头痛，眩晕，失眠多梦，或口苦面红，舌红苔黄，脉弦或数。

【病机】肝肾不足，肝阳偏亢，生风化热。

【辨证】肝阳偏亢，肝风上扰证。

【治法】平肝息风，清热活血，补益肝肾。

【选药及方解】

君：天麻 90g，钩藤 12g——平肝息风。

臣：石决明 18g，川牛膝 12g——平肝潜阳，除热明目，引血下行，并能活血利水。

佐：杜仲 9g，桑寄生 9g——补益肝肾以治本。

　　栀子 9g，黄芩 9g——清肝降火，以折其亢阳。

　　益母草 9g——活血利水，有利于平降肝阳。

　　夜交藤 9g，朱茯神 9g——宁心安神。

【配伍特点】辨证与辨病结合运用，标本兼治重在治标。

【用法与运用】

1. 煎服法 水煎服，早、晚各 1 次，温服。

2. 加减变化 眩晕头痛剧者，可酌加羚羊角、龙骨、牡蛎等，以增强平肝潜阳息风之力；若肝火盛，口苦面赤，心烦易怒，加龙胆草、夏枯草，以加强清肝泻火之功；脉弦而细者，宜加生地、枸杞子、何首乌以滋补肝肾。

3. 现代临床运用 高血压病、急性脑血管病、内耳性眩晕等属于肝阳上亢、肝风上扰者。

【方歌】

天麻钩藤石决明，杜仲牛膝桑寄生，

栀子黄芩益母草，茯神夜交安神宁。

大 定 风 珠

《温病条辨》

【主治表现】手足瘈疭，形消神倦，舌绛少苔，脉气虚弱，时时欲脱。

【病机】温病后期，邪热久羁，灼伤真阴；或因误汗、妄下，重伤阴液。

【辨证】阴虚风动证。

【治法】滋阴息风。

【选药及方解】

君：鸡子黄 2 个，阿胶 9g——血肉有情之品，滋阴养液息虚风。

臣：白芍 18g，生地 18g，麦冬 18g——滋阴柔肝，壮水涵木。

　　龟甲 12g，鳖甲 12g，牡蛎 12g——滋阴潜阳。

佐：麻仁 6g——养阴润燥。

　　五味子 6g——与滋阴药相伍收敛真阴；与甘草配伍酸甘化阴。

使：炙甘草 12g——调和诸药。

【配伍特点】滋阴与化阴并重，酸收与潜降兼施。

【用法与运用】

1. 煎服法　水八杯，煮取三杯，去滓，再入鸡子黄，搅令相得，分三次服（现代用法：水煎，去渣，入阿胶烊化，再入鸡子黄，搅匀，分三次温服）。

2. 禁忌证　若阴液虽亏而邪热尤盛者，则非本方所宜。

3. 加减变化　若兼气虚喘急，加人参补气定喘；气虚自汗，加人参、龙骨、小麦补气敛汗；气虚心悸，加人参、小麦、茯神补气宁神定悸；若低热不退，加地骨皮、白薇以退虚热。

4. 现代临床运用　乙脑后遗症、眩晕、放疗后舌萎缩、甲状腺功能亢进症、甲亢术后手足搐搦症、神经性震颤等属于阴虚风动者。

【方歌】

大定风珠鸡子黄，阿胶麦地麻芍上，

龟鳖牡蛎五味草，滋阴息风是妙方。

【附方】

1. 三甲复脉汤（《温病条辨》）

组成：炙甘草六钱（18g），干地黄六钱（18g），生白芍六钱（18g），麦冬不去心，五钱（15g），阿胶三钱（9g），麻仁三钱（9g），生牡蛎五钱（15g），生鳖甲八钱（24g），生龟甲一两（30g）。

煎服法：水八杯，煮取三杯，分三次服。

功用：滋阴复脉，潜阳息风。

主治：温病邪热久羁下焦，热深厥甚，心中憺憺大动，甚则心中痛，或手足蠕动，舌绛少苔，脉细促。

2. 阿胶鸡子黄汤（《通俗伤寒论》）

组成：陈阿胶二钱（6g），烊冲，生白芍三钱（9g），石决明五钱（15g），杆，

双钩藤二钱（6g），大生地四钱（12g），清炙草六分（2g），生牡蛎四钱（12g），
杵，络石藤三钱（9g），茯神木四钱（12g），鸡子黄二枚，先煎代水。

　　用法：水煎服。

　　功用：滋阴养血，柔肝息风。

　　主治：邪热久羁，阴血不足，虚风内动。筋脉拘急，手足瘈疭，心烦不
寐，或头目眩晕，舌绛少苔，脉细数。

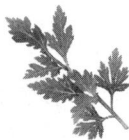

第十六章 治 燥 剂

重点概述

【概念】凡以轻宣辛散或甘凉滋润药为主组成，具有轻宣燥邪或滋阴润燥作用，治疗燥证的方剂，统称为治燥剂。

【适应证】外燥证，内燥证。

【分类及代表方】

轻宣外燥——杏苏散、桑杏汤、清燥救肺汤。

滋阴润燥——门冬汤、养阴清肺汤、百合固金汤、增液汤。

【注意事项】

1. 分清外燥、内燥

(1) 外燥分清温燥、凉燥。

(2) 外燥多兼内燥。

(3) 内燥病位主要在肺、胃、肾、大肠，常相因为病。

2. 燥邪最易化热，伤津耗气，配伍清热泻火，生津益气药。

3. 辛香苦燥之品不宜用。

治燥剂多为滋腻之品，易助湿碍气，素体多湿者，脾虚便溏，气滞痰多者慎用。

第一节 轻宣外燥

适应证：外感凉燥证、温燥证。

凉燥：深秋气凉，感受风寒燥邪，肺气不宣，症见恶寒、头痛、咳嗽鼻塞、咽干口燥（有类风寒，但较严冬之风寒为轻，又称次寒）。

温燥：初秋之燥热，或久晴无雨，燥伤肺津，症见头痛发热，干咳无痰，或气逆喘急，心烦口渴，舌干无苔（有类风热，但以伴见燥热伤津为特征）。

杏 苏 散
《温病条辨》

【主治表现】恶寒无汗，头微痛，咳嗽痰稀，鼻塞咽干，苔白脉弦。

【病机】燥伤津液，肺气失宣，卫阳被遏。

【辨证】外感凉燥证。

【治法】轻宣凉燥，理肺化痰。

【选药及方解】

君：苏叶 9g——疏散凉燥。

杏仁 9g——降肺润燥化痰。

臣：桔梗 6g，枳壳 6g——宣降肺气。

前胡 9g——疏风降气化痰。

佐：半夏 9g，橘皮 6g，茯苓 9g——理气化痰。

佐使：甘草 3g，生姜 9g，大枣 3 枚——和诸药，调营卫。

【配伍特点】苦、甘、辛、温药俱全；发表宣化，表里同治。《素问》："燥淫于内，治以苦温，佐以甘辛。"

【用法与运用】

1. 煎服法 水煎温服。

2. 加减变化 若无汗，脉弦甚或紧，加羌活以解表发汗；汗后咳不止，去苏叶、羌活，加苏梗以降肺气；兼泄泻腹满者，加苍术、厚朴以化湿除满；头痛兼眉棱骨痛者，加白芷以祛风止痛；热甚者，加黄芩以清解肺热。

3. 现代临床运用 上呼吸道感染、慢性支气管炎、肺气肿等证属外感凉燥（或外感风寒轻证），肺失宣降，痰湿内阻者。

【方歌】

杏苏前胡陈苓夏，枳桔生姜草枣加，

轻宣凉燥理肺痰，外感凉燥咳痰夸。

桑 杏 汤

《温病条辨》

【主治表现】身热不甚，口渴，咽干鼻燥，干咳无痰或痰少而黏，舌红，苔薄白而干，脉浮数而右脉大者。

【病机】温燥外袭，肺津受灼，耗津灼液，肺失清肃。

【辨证】外感温燥证。

【治法】轻宣温燥，凉润止咳。

【选药及方解】

君：桑叶 6g——轻宣燥热。

　　杏仁 4.5g——降肺润燥化痰。

臣：豆豉 6g——辛凉解表。

　　贝母 6g——清化痰热。

　　沙参 6g——润肺生津止咳。

佐：栀皮 6g——清泄肺热。

　　梨皮 6g——清热润燥，止咳化痰。

【配伍特点】以凉润辛透药为主，外可轻宣燥邪，内可凉润肺金。

【用法与运用】

1. 煎服法　汤剂，水煎服，每日 2 次。

2. 现代临床运用　上呼吸道感染、急慢性支气管炎、支气管扩张咯血、百日咳等属外感温燥、邪犯肺卫者。

【方歌】

桑杏豆豉沙参梨，贝母栀皮温燥宜，

轻宣润肺又止咳，干咳鼻燥头痛医。

清燥救肺汤

《医门法律》

【主治表现】身热头痛，干咳无痰，气逆而喘，咽喉干燥，鼻燥，心烦口渴，胸满胁痛，舌干少苔，脉虚大而数。

【病机】燥热伤肺，肺失清肃润降之常，肺为热灼，气阴两伤。

【辨证】温燥伤肺，气阴两伤证。

【治法】清燥润肺，养阴益气。

【选药及方解】

君：桑叶9g——轻宣肺燥，透邪外出。

臣：石膏8g——清泄肺热。

　　麦冬4g——养阴润肺。

佐：胡麻仁3g，阿胶3g——养阴润肺。

　　人参2g——益气生津，合甘草以培土生金。

　　杏仁2g，枇杷叶3g——苦降肺气。

使：甘草3g——调和诸药。

【配伍特点】宣、清、润三法并用，气阴双补，且宣散不耗气，清热不伤中，滋润不腻遏。

【用法与运用】

1. 煎服法　水煎，频频热服。

2. 加减变化　痰多，加川贝、瓜蒌以润燥化痰；热甚者，加羚羊角、水牛角以清热凉血。

3. 现代临床运用　肺炎、支气管哮喘、急慢性支气管炎、支气管扩张、肺癌等属燥热犯肺、气阴两伤者。

【方歌】

清燥救肺桑杏膏，枇杷麦草麻人胶，

温燥伤肺气阴证，身热干咳气逆好。

第二节　滋阴润燥

　　适应证：适用于脏腑津伤液耗所致的内燥证。症见干咳少痰，咽干鼻燥，口中燥渴，干呕食少，消渴，便秘。

麦门冬汤

《金匮要略》

【主治表现】

1. 虚热肺痿 咳嗽气喘，咽喉不利，咯痰不爽，或咳吐涎沫，口干咽燥，手足心热，舌红少苔，脉虚数。

2. 胃阴不足证 呕吐，纳少，呃逆，口渴咽干，舌红少苔，脉虚数。

【病机】 肺胃阴虚，气火上逆。

【辨证】 虚热肺痿，胃阴不足证。

【治法】 滋润肺胃，降逆下气。

【选药及方解】

君：麦冬 42g ——养肺胃之阴，清肺胃虚热。

臣：人参 9g——益气生津。

佐：粳米 3g，大枣 4 枚——益气养胃。

半夏 6g——降逆下气，化其痰涎（与大剂麦冬配伍，其燥性减而降逆之用存；开胃行津以润肺；使麦冬滋而不腻，相反相成）。

使：甘草 3g——润肺利咽，调和诸药。

【配伍特点】 体现"培土生金"法，于大量甘润剂中少佐辛燥之品，主从有序，润燥得宜，滋而不腻，燥不伤津。

【用法与运用】

1. 煎服法 汤剂，水煎服，每日 2 次。

2. 加减变化 津伤甚者，可加沙参、玉竹以养阴液；若阴虚胃痛、脘腹灼热者，加石斛、白芍以增加养阴益胃止痛之功。

3. 现代临床运用 慢性支气管炎、支气管扩张、慢性咽喉炎、矽肺、肺结核等属肺胃阴虚、气火上逆者。亦治胃及十二指肠溃疡、慢性萎缩性胃炎、妊娠呕吐等属胃阴不足、气逆呕吐者。

【方歌】

麦门冬汤用人参，草枣粳米半夏存，

润肺益胃降逆气，肺痿咳唾气逆珍。

养阴清肺汤

《重楼玉钥》

【**主治表现**】喉间起白如腐，不易拭去，并逐渐扩展，病变甚速，咽喉肿痛，初起或发热或不发热，鼻干唇燥，或咳或不咳，呼吸有声，似喘非喘，脉数无力或细数。

【**病机**】素体阴虚蕴热，复感燥气疫毒，肺肾阴虚，虚火上炎，燥热疫毒上犯。

【**辨证**】白喉之阴虚燥热证。

【**治法**】养阴清肺，解毒利咽。

【**选药及方解**】

君：生地6g——养阴清热。

臣：玄参9g——养阴生津，泻火解毒，善利咽喉。

麦冬9g——养阴清肺。

佐：丹皮5g——清热凉血，散瘀消肿。

白芍5g——益阴养血。

贝母5g——清热润肺，化痰散结。

薄荷3g——辛凉而散，疏表利咽。

使：甘草3g——清热解毒利咽，调和诸药。

【**配伍特点**】邪正兼顾，养肺肾之阴以扶其正；消肿散结，疏表利咽以祛其邪。

【**用法与运用**】

1. 煎服法　水煎服。一般日服1剂，重症可日服2剂。

2. 禁忌证　白喉忌表，尤忌辛温发汗。

3. 加减变化　阴虚甚者，加熟地滋阴补肾；热毒甚者，加银花、连翘以清热解毒；燥热甚者，加天冬、鲜石斛以养阴润燥。并可配合应用《重楼玉钥》之吹药方：青果炭二钱（6g），黄柏一钱（3g），川贝母一钱（3g），冰片五分（1.5g），儿茶一钱（3g），薄荷一钱（3g），凤凰衣五分（1.5g），各研细末，再入乳钵内和匀，加冰片研细，瓶装备用。

4. 现代临床运用　急性扁桃体炎、急性咽喉炎、鼻咽癌等证属阴虚燥热者。

【方歌】

养阴清肺玄麦地，贝母芍草薄丹皮，

解毒利咽治白喉，肺肾阴虚感疫宜。

百合固金汤
《慎斋遗书》

【主治表现】咳嗽气喘，痰中带血，咽喉燥痛，头晕目眩，午后潮热，舌红少苔，脉细数。

【病机】肺肾阴亏，虚火上炎。

【辨证】肺肾阴亏，虚火上炎证。

【治法】滋肾保肺，止咳化痰。

【选药及方解】

君：百合 12g——滋阴清热，润肺止咳。

生地 9g，熟地 9g——滋阴养血，清热凉血。

臣：麦冬 9g——滋阴清热，润肺止咳。

玄参 3g——滋阴壮水清虚火，兼利咽喉。

佐：当归 9g——治咳逆上气，养血润燥。

白芍 6g——养血和血。

贝母 6g——清热润肺，化痰止咳。

使：桔梗 6g——宣肺利咽，化痰散结，载药上行。

甘草 3g——清热泻火，调和诸药。

【配伍特点】滋肾保肺，金水并调，以润肺止咳为主；滋养中兼以凉血止血，宣肺化痰，标本兼顾，以治本为主。

【用法与运用】

1. 煎服法　水煎服，早、晚各 1 次，分温再服。

2. 加减变化　痰多而色黄者，加胆南星、黄芩、瓜蒌皮以清肺化痰；若咳喘甚者，加杏仁、五味子、款冬花以止咳平喘；若咳血重者，可去桔梗之升提，加白及、白茅根、仙鹤草以止血。

3. 现代临床运用　肺结核、慢性支气管炎、支气管扩张咯血、慢性咽喉炎、自发性气胸等属肺肾阴虚、虚火上炎者。

【方歌】

百合固金二地黄，玄参贝母桔甘藏，

麦冬芍药当归配，喘咳痰血肺家伤。

【附方】

补肺阿胶汤（《小儿药证直诀》）

组成：阿胶麸炒，一两五钱（9g），鼠黏子（牛蒡子）炒香，二钱五分（3g），甘草炙，二钱五分（1.5g），马兜铃焙，五钱（6g），杏仁去皮尖，七个（6g），糯米炒，一两（6g）。

煎服法：上为细末，每服一二钱（6g），水煎，食后温服。

功用：养阴补肺，清热止血。

主治：小儿肺阴虚兼有热证。咳嗽气喘，咽喉干燥，喉中有声，或痰中带血，舌红少苔，脉细数。

增 液 汤
《温病条辨》

【主治表现】大便秘结，口渴，舌干红，脉细数或沉而无力。

【病机】热病耗损津液，阴亏液涸，不能濡润大肠。

【辨证】阳明温病，津亏便秘证。

【治法】增液润燥。

【选药及方解】

君：玄参30g——滋阴润燥，壮水制火，启肾水以滋肠燥。

臣：生地24g——清热养阴，壮水生津。

麦冬24g——滋养肺胃阴津以润肠燥。

【配伍特点】补药之体为泻药之用，使肠燥得润、大便得下。

【用法与运用】

1. **煎服法** 汤剂，水煎服，每日2次。

2. **现代临床运用** 温热病津亏肠燥便秘，以及习惯性便秘、慢性咽喉炎、复发性口腔溃疡、糖尿病、皮肤干燥综合征、肛裂、慢性牙周炎等证属阴津不足者。

【方歌】

增液玄参与地冬，热病津枯便不通，

补药之体作泻剂，若非重用不为功。

益 胃 汤

《温病条辨》

【主治表现】胃脘灼热隐痛，饥不欲食，口干咽燥，大便干结，或干呕、呃逆，舌红少津，脉细数者。

【病机】热病消灼阴津，或过用吐、下之剂，或胃病迁延不愈，致胃阴耗损，虚热内生。

【辨证】胃阴损伤证。

【治法】养阴益胃。

【选药与方解】

君：生地 15g，麦冬 15g——养阴清热，生津润燥。

臣：北沙参 9g，玉竹 4.5g——养阴生津，助生地、麦冬益胃养阴。

佐使：冰糖 3g——濡养肺胃，调和诸药。

【配伍特点】甘凉清润，清而不寒，润而不腻。

【用法与运用】

1. 煎服法 汤剂，水煎服，每日 2 次。

2. 加减运用 汗多、气短，兼有气虚者，加党参、五味子（与生脉散合用）以益气敛汗；食后脘胀者，加陈皮、神曲以理气消食。

3. 现代临床运用 慢性胃炎、糖尿病、小儿厌食等证属胃阴亏损者。

【方歌】

温病条辨益胃汤，沙参麦地合成方，

玉竹冰糖同煎服，温病虚热把津伤。

【附方】

1. 玉液汤（《医学衷中参西录》）

组成：生山药一两（30g），生黄芪五钱（15g），知母六钱（18g），生鸡内金二钱（6g），捣细，葛根钱半（6g），五味子三钱（9g），天花粉三钱（9g）。

用法：水煎服。

功用：益气滋阴，固肾止渴。

主治：消渴气阴两虚证。口干而渴，饮水不解，小便数多，困倦气短，脉虚细无力。

2. 琼玉膏（申铁瓮方，录自《洪氏集验方》）

组成：人参二十四两，为末，生地黄十六斤，捣汁，白茯苓四十八两，为末，白蜜十斤 人参，茯苓为细末，蜜用生绢滤过，地黄取自然汁，捣时不得用铁器。

用法：取汁尽去滓，用药一处，拌和匀，入银、石器或好瓷器内封闭留用。每晨二匙，温酒化服，不饮酒者白汤化之。

功用：滋阴润肺，益气补脾。

主治：肺痨肺肾阴亏证。干咳少痰，咽燥咯阻，肌肉消瘦，气短乏力，舌红少苔，脉细数。

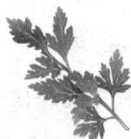

第十七章 祛湿剂

【概念】凡以祛湿药为主组成，具有化湿利水、通淋泄浊等作用，治疗水湿病证的一类方剂，统称为祛湿剂。

【适应证】水湿证。

外湿——肌表经络——恶寒发热，身痛，肢体酸痛或面目浮肿。

内湿——脾、肺、肾（主水在肾，制水在脾，调水在肺）——脘腹胀满，呕恶泻利，水肿淋浊，黄疸，痿痹等。

【分类及代表方】

化湿和胃——平胃散、藿香正气散。

热祛湿——茵陈蒿汤、三仁汤、八正散、二妙散。

温化水湿——苓桂术甘汤、真武汤、实脾散。

利水渗湿——五苓散、防己黄芪汤。

祛风胜湿——羌活胜湿汤、独活寄生汤。

【注意事项】

1. 结合脏腑，辨证施治。

2. 配伍理气药，气化湿亦化。

3. 湿邪在上在表，配伍祛风发散药，使湿从外出。

4. 湿自内生者，苦燥运中，淡渗利下药配伍健脾温肾之品，使湿从中消，湿从下出。

5. 芳香温燥，甘淡渗利，易耗伤阴津，素体阴虚津亏者禁用。

6. 病后体弱、孕妇水肿，慎用。

第一节 化湿和胃

适应证：湿浊内阻，脾胃失和。

配伍用药：苦温燥湿与芳香化湿药为主，配伍行气药、健脾药及解表药。

平 胃 散
《简要济众方》

【主治表现】脘腹胀满，不思饮食，口淡无味，恶心呕吐，嗳气吞酸，肢体沉重，倦怠嗜卧，常多自利，舌苔白腻而厚，脉缓。

【病机】湿困脾胃，运化失常，气机阻滞，胃失和降。

【辨证】湿滞脾胃证。

【治法】燥湿运脾，行气和胃。

【选药与方解】

君：苍术 15g——燥湿健脾。

臣：厚朴 9g，陈皮 9g——行气除满，温中化湿。

佐使：甘草 6g——甘缓和中，调和诸药。

　　　生姜、大枣——调和脾胃。

【配伍特点】

1. 燥湿与行气并用，以燥湿为主。

2. 运脾与和胃兼顾，以运脾为主。

【用法与运用】

1. 煎服法 共为细末，每服 4～6g，姜、枣煎汤送下；或作汤剂，水煎服，1 日 2 次。

2. 禁忌证 失血过多者及孕妇不宜使用。

3. 加减运用

（1）本方加半夏、藿香，名不换金正气散（《太平惠民和剂局方》）。解表化湿，和胃止呕。主治湿浊内停，兼有表寒证。症见呕吐腹胀，恶寒发热，或霍乱吐泻，或不服水土，舌苔白腻等。

（2）本方加木香、砂仁，名香砂平胃散（《医宗金鉴》），理气消胀。主治湿滞脾胃证，尤其胀满较重者。

（3）本方加麦芽、神曲，名加味平胃散（《医宗金鉴》），健脾消食。主治湿滞脾胃证，尤其兼有食积者。

4. 现代临床运用　慢性胃炎、消化道功能紊乱、胃及十二指肠溃疡等属湿滞脾胃者。

【方歌】

平胃散用苍陈皮，厚朴生姜草枣齐，

燥湿健脾行气胃，湿滞脾胃服之宜。

【附方】

柴平汤（《景岳全书》）

组成：柴胡、黄芩、人参、半夏、甘草、陈皮、苍术、厚朴。

用法：姜、枣煎服。

功用：和解少阳，祛湿和胃。

主治：湿疟。一身尽疼，手足沉重，寒多热少，脉濡。

藿香正气散
《太平惠民和剂局方》

【主治表现】发热恶寒，头痛，胸膈满闷，脘腹疼痛，恶心呕吐，肠鸣泄泻，舌苔白腻。

【病机】外感风寒，内伤湿滞，致营卫不和，脾胃运化失常。此为夏季常见病。

【辨证】外感风寒，内伤湿滞。

【治法】解表化湿，理气和中。

【选药与方解】

君：藿香15g——辛温解表，芳香化湿和胃。

臣：紫苏5g，白芷5g——辛温发散，助藿香外散风寒。

佐：半夏曲10g，陈皮10g——理气燥湿，和胃降逆以止呕。

　　白术10g，茯苓5g——健脾运湿以止泻。

　　大腹皮5g，厚朴10g——行气化湿，畅中行滞。

　　桔梗10g——宣肺利膈，既益解表，又助化湿。

使：生姜、大枣、甘草——调理脾胃，调和药性。

【配伍特点】

1. 燥湿与行气并用，以燥湿为主。

2. 运脾与和胃兼顾，以运脾为主。

【用法与运用】

1. 煎服法 散剂，每服9g，生姜、大枣煎汤送服；或作汤剂，加生姜、大枣，水煎服，用量按原方比例酌定。

2. 禁忌证 湿热霍乱、伤食之吐泻者不宜使用。

3. 加减运用 表邪偏重者，加香薷以助解表；兼气滞脘腹胀痛者，加木香、延胡索以行气止痛。

4. 现代临床运用 急性胃肠炎、消化不良、胃肠型感冒、夏秋季节感冒、皮肤病（痱子、手足癣）等属湿滞脾胃、外感风寒者。

【方歌】

藿香正气白芷苏，陈夏厚朴苓白术，

大腹桔梗姜枣草，解表化湿理气服。

【附方】

六和汤（《太平惠民和剂局方》）

组成：缩砂仁、半夏汤泡七次、杏仁去皮尖、人参、甘草炙，各一两（各30g），赤茯苓去皮、藿香叶拂去尘、白扁豆姜汁略炒、木瓜各二两（各60g），香薷、厚朴姜汁制，各四两（各120g）。

用法：每服四钱（12g），水一盏半，生姜三片，枣子一枚，煎至八分，去滓，不拘时服（现代用法：亦可作汤剂，水煎服，用量按原方比例酌定）。

功用：祛暑化湿，健脾和胃。

主治：湿伤脾胃，暑湿外袭证。霍乱吐泻，倦怠嗜卧，胸膈痞满，舌苔白滑等。

第二节　清热祛湿

适应证：外感湿热、湿热内盛及湿热下注所致的病证。

茵陈蒿汤

《伤寒论》

【主治表现】一身面目俱黄，黄色鲜明，腹微满，小便不利，口中渴，苔黄腻，脉沉数（滑）。

【病机】湿热交蒸，热不得外越，湿不得下泄。

【辨证】湿热黄疸。

【治法】清热利湿退黄。

【选药与方解】

君：茵陈 18g——清热利湿退黄。

臣：栀子 12g——清热利湿，通利三焦，引湿热自小便而出。

佐：大黄 6g——泄热逐瘀，通利大便，导瘀热由大便而出。

【配伍特点】利湿与泄热并进；通利二便，前后分消。

【用法与运用】

1. 煎服法 汤剂，水煎服，1 日 2 次。

2. 禁忌证 寒湿而致的阴黄禁用。

3. 加减运用 湿重于热者，加茯苓、泽泻、猪苓以利水渗湿；热重于湿者，加黄柏、龙胆草以清热祛湿；胁痛明显者，加柴胡、川楝子以疏肝理气。

4. 现代临床运用 急性黄疸型传染性肝炎、胆囊炎、胆石症、钩端螺旋体病等所引起的黄疸，证属湿热内蕴者。

【方歌】

茵陈蒿汤治阳黄，栀子大黄组成方，

栀子柏皮加甘草，茵陈四逆治阴黄。

【附方】

1. 栀子柏皮汤（《伤寒论》）

组成：栀子十五枚（10g），甘草炙，一两（3g），黄柏二两（6g）。

用法：上三味，以水四升，煮取一升半，去滓，分温再服。

功用：清热利湿。

主治：黄疸，热重于湿证。身热，发黄，心烦懊恼，口渴，苔黄。

2. 茵陈四逆汤（《伤寒微旨论》）

组成：甘草、茵陈各二两（各6g），干姜一两半（4.5g），附子（6g）。

用法：水煎温服。

功用：温里助阳，利湿退黄。

主治：阴黄。黄色晦暗，皮肤冷，背恶寒，手足不温，身体沉重，神倦食少，口不渴或渴喜热饮，大便稀溏，舌淡苔白，脉紧细或沉细无力。

八 正 散
《太平惠民和剂局方》

【主治表现】尿频尿急尿痛，淋沥不畅，尿色浑赤，甚则癃闭不通，小腹急满，口燥咽干，舌苔黄腻，脉滑数。

【病机】湿热下注，蕴结膀胱。

【辨证】湿热淋证。

【治法】清热泻火，利水通淋。

【选药与方解】

君：滑石、木通——清热利湿。

臣：车前子、瞿麦、萹蓄——清热利湿，利水通淋。

佐：大黄、栀子——清热泻火，导热下行。

使：灯心草——导热下行。

　　炙甘草——和药缓急。

【配伍特点】

1. 清利结合，以利为主。

2. 三焦通调，前后分消。

【用法与运用】

1. **煎服法**　上药各100g，制成散剂，每服6~10g，灯心煎汤送服；或作汤剂，加灯心，水煎服，用量根据病情酌定。

2. **禁忌证**　淋证日久者及孕妇不宜使用。

3. **加减运用**　血淋者，加生地、小蓟、白茅根以凉血止血；石淋，加金钱草、海金沙、石韦等以化石通淋；膏淋，加草薢、菖蒲以分清化浊。

4. **现代临床运用**　膀胱炎、尿道炎、急性前列腺炎、泌尿系结石、肾盂肾炎、术后或产后尿潴留等属湿热下注者。

【方歌】

八正木通滑车前，萹瞿栀大灯草兼，

清热泻火利水淋，湿热淋证服之安。

【附方】

五淋散（《太平惠民和剂局方》）

组成：赤茯苓六两（180g），当归去芦、甘草生用，各五两（各150g），赤芍药去芦、山栀仁各二两（各600g）。

用法：上为细末，每服二钱（6g），水一盏，煎至八分，食前服。

功用：清热凉血，利水通淋。

主治：湿热血淋，尿如豆汁，溺时涩痛，或溲如砂石，脐腹急痛。

三 仁 汤

《温病条辨》

【主治表现】头痛恶寒，身重疼痛，肢体倦怠，面色淡黄，胸闷不饥，午后身热，苔白不渴，脉弦细而濡。

【病机】湿温初起，邪在气分，湿重于热。

【辨证】湿温初起及暑温夹湿之湿重于热证。

【治法】宣畅气机，清利湿热。

【选药与方解】

君：杏仁12g——宣利上焦肺气，气化则湿化（宣上）。

　　白蔻仁15g——芳化中焦脾湿，行气宽中，湿化则脾运（畅中）。

　　薏苡仁18g——渗利下焦水湿而健脾，使湿热走小便（渗下）。

臣：滑石18g，通草6g，竹叶6g——增强清热利湿之力。

佐：半夏10g，厚朴6g——行气化湿，散结除满。

【配伍特点】

1. 祛湿为主，清热为辅。

2. 宣通三焦，分消湿热。

【用法与运用】

1. 煎服法 汤剂，水煎服，1日2次。

2. 禁忌证 舌苔黄腻者不宜使用。

3. 加减运用 湿温初起，加藿香、香薷以解表化湿；若寒热往来，加青蒿、草果以和解化湿。

4. 现代临床运用 肠伤寒、胃肠炎、肾盂肾炎、布氏杆菌病、肾小球肾炎以及关节炎等属湿重于热者。

【方歌】

三仁滑石通草夏，竹叶厚朴甘澜加，

宣畅气机清湿热，湿温初起湿重佳。

【附方】

1. 藿朴夏苓汤（《感证辑要》引《医原》）

组成：藿香二钱（6g），半夏钱半（4.5g），赤苓三钱（9g），杏仁三钱（9g），生苡仁四钱（12g），白蔻仁一钱（3g），通草一钱（3g），猪苓三钱（9g），淡豆豉三钱（9g），泽泻钱半（4.5g），厚朴一钱（3g）。

用法：水煎服。

功用：解表化湿。

主治：湿温初起。身热恶寒，肢体倦怠，胸闷口腻，舌苔薄白，脉濡缓。

2. 黄芩滑石汤（《温病条辨》）

组成：黄芩三钱（9g），滑石三钱（9g），茯苓皮三钱（9g），大腹皮二钱（6g），白蔻仁一钱（3g），通草一钱（3g），猪苓三钱（9g）。

用法：水煎服。

功用：清热利湿。

主治：湿温邪在中焦，发热身痛，汗出热解，继而复热，渴不多饮，或不渴，舌苔淡黄而滑，脉缓。

甘露消毒丹
《医效秘传》

【主治表现】发热倦怠，胸闷腹胀，肢酸咽痛，身目发黄，颐肿口渴，小便短赤，泄泻淋浊，舌苔白或厚腻或干黄，脉濡数或滑数。

【病机】湿温时疫，邪留气分，湿热并重。

【辨证】湿温时疫之湿热并重证。

【治法】利湿化浊，清热解毒。

【选药与方解】

君：滑石 15g——利水渗湿，清热解暑。

茵陈 10g——清利湿热而退黄。

黄芩 20g——清热燥湿，泻火解毒。

三药相合，正合湿热并重之病机，共为君药。

臣：石菖蒲 6g，藿香 4g，白豆蔻 4g——行气化湿，悦脾和中，气畅湿行。

木通 5g——清热利湿通淋，导湿热从小便而去。

佐：连翘 4g，射干 4g，贝母 5g，薄荷 4g——清热解毒，散结消肿而利咽止痛。

【配伍特点】

1. 利湿与清热并用，突出解毒。

2. 清上、畅中、利下，分消三焦湿热疫毒。

【用法与运用】

1. 煎服法 散剂，每服 6～9g；丸剂，每服 9～12g；汤剂，水煎服，用量按原方比例酌定。

2. 禁忌证 湿热入营、谵语舌绛者，不宜使用。

3. 加减运用 黄疸明显者，加栀子、大黄清泄湿热；咽颐肿甚，加山豆根、板蓝根等以解毒消肿利咽。

4. 现代临床运用 肠伤寒、急性胃肠炎、黄疸型传染性肝炎、钩端螺旋体病、胆囊炎等证属湿热并重者。

【方歌】

甘露消毒蔻藿香，茵陈滑石木通菖，

芩翘贝母射干薄，湿热时疫是主方。

连 朴 饮

《霍乱论》

【主治表现】上吐下泻，胸脘痞闷，心烦躁扰，小便短赤，舌苔黄腻，脉滑数。

【病机】湿热蕴伏，清浊相干，属湿热并重。

【辨证】湿热霍乱。

【治法】清热化湿，理气和中。

【选药与方解】

君：黄连 3g——清热燥湿。

厚朴 3g——行气化湿。

臣：石菖蒲 3g——芳香化湿而悦脾。

半夏 6g——燥湿降逆而和胃。

佐：山栀 9g，豆豉 9g——清宣胸脘之郁热。

芦根 60g——甘寒质轻，清热和胃，除烦止呕。

【配伍特点】

1. 辛开与苦泄并行，升清降浊。

2. 清化与宣透并施，重在清化。

【用法与运用】

1. 煎服法 汤剂，水煎服，1 日 2 次。

2. 加减运用 腹泻重者，可加白扁豆、薏苡仁以渗湿止泻。

3. 现代临床运用 急性胃肠炎、肠伤寒、副伤寒等证属湿热并重者。

【方歌】

连朴饮用香豆豉，菖蒲半夏焦山栀，

芦根厚朴黄连入，湿热霍乱此方施。

当归拈痛汤

《医学启源》

【主治表现】遍身肢节烦痛，或肩背沉重，或脚气肿痛，脚膝生疮，舌苔白腻微黄，脉弦数。

【病机】

湿热内蕴，复感风邪，或风湿化热而致风、湿、热三邪合而为患，且以湿邪偏重。

【辨证】湿热相搏，外受风邪证。

【治法】利湿清热，疏风止痛。

【选药与方解】

君：羌活 15g——辛散祛风，苦燥胜湿，且善通痹止痛。

茵陈 15g——清热利湿，两药共成祛湿疏风，清热止痛。

臣：猪苓 9g，泽泻 9g——利水渗湿。

黄芩 3g，苦参 6g——清热燥湿。

防风 9g，升麻 3g，葛根 6g——解表疏风。

佐：白术 9g，苍术 9g——燥湿健脾，以运化水湿邪气。

人参 6g，当归 9g——益气养血。

知母 9g——清热养阴，防诸苦燥药物伤阴，使祛邪不伤正。

使：炙甘草 15g——调和诸药。

【配伍特点】

1. 发散风湿与利湿清热相配，表里同治。

2. 苦燥渗利佐以补气养血，邪正兼顾。

【用法与运用】

1. 煎服法　汤剂，水煎服，1 日 2 次。

2. 加减运用　膝盖肿痛者，加防己、木瓜以祛湿消肿；身痛者，加姜黄、海桐皮以活血通络止痛。

3. 现代临床运用　风湿性关节炎、类风湿性关节炎属湿热内蕴而兼风湿表证者。

【方歌】

当归拈痛猪苓泽，二术茵芩苦羌葛，

升麻防风知参草，湿重热轻兼风邪。

【附方】

宣痹汤（《温病条辨》）

组成：防己五钱（15g），杏仁五钱（15g），滑石五钱（15g），连翘三钱（9g），山栀三钱（9g），薏苡五钱（15g），半夏醋炒，三钱（9g），晚蚕沙三钱（9g），赤小豆皮三钱（9g）（乃五谷中之赤小豆，味酸肉赤，凉水浸取皮用）。

用法：水八杯，煮取三杯，分温三服。痛甚者，加片子姜黄二钱（6g），海桐皮三钱（9g）。

功用：清热祛湿，通络止痛。

主治：湿热痹证。湿聚热蒸经络，寒战热炽，骨骱烦疼，面目萎黄，舌色灰滞。

二 妙 散
《丹溪心法》

【主治表现】筋骨疼痛，或两足痿软，或足膝红肿疼痛，或湿热带下，或下部湿疮、湿疹，小便短赤，舌苔黄腻者。

【病机】湿热浸淫于下焦。

【辨证】湿热下注证。

【治法】清热燥湿。

【选药与方解】

君：黄柏15g——苦以燥湿，寒以清热，长于清下焦湿热。

臣：苍术15g——辛散苦燥，长于健脾燥湿。

【配伍特点】清热与燥湿并举；标本兼顾，节源清流。

【用法与运用】

1. 煎服法 为散剂，各等份，每次服3~5g，温开水或姜汤送服；或为丸剂，或作汤剂，水煎服。

2. 禁忌证 肝肾阴亏和肺热津伤的痿证不宜使用。

3. 加减运用 湿热痿证，加豨莶草、木瓜、革薢等祛湿热，强筋骨；湿热脚气，加薏苡仁、木瓜、槟榔等渗湿降浊；下部湿疮、湿疹，加赤小豆、土茯苓等清湿热，解疮毒。

4. 现代临床运用 风湿性关节炎、阴囊湿疹、阴道炎等属湿热下注者。

【方歌】

二妙散中苍柏煎，若云三妙牛膝添，

四妙再加薏苡仁，湿热下注痿痹瘥。

【附方】

1. 三妙丸（《医学正传》）

组成：黄柏切片，酒拌，略炒，四两（120g），苍术米泔浸一二宿，细切，焙干，六两（180g），川牛膝去芦，二两（60g）。

用法：上为细末，面糊为丸，如梧桐子大，每服五七十丸（10~15g），空腹，姜、盐汤下。忌鱼腥、荞麦、热面、煎炒等物。

功用：清热燥湿。

主治：湿热下注之痿痹。两脚麻木或肿痛，或如火烙之热，痿软无力。

2. 四妙丸（《成方便读》）

组成：黄柏、苍术、牛膝、薏苡仁各八两（各240g）。

用法：水泛为丸，每服6～9g，温开水送下。

功用：清热利湿，舒筋壮骨。

主治：湿热痿证。两足麻木，痿软，肿痛。

第三节 利水渗湿

适应证：水湿壅盛之水肿、泄泻、淋浊、癃闭等。

五 苓 散
《伤寒论》

【主治表现】小便不利，头痛微热，烦渴欲饮，甚则水入即吐；或脐下动悸，吐涎沫而头目眩晕；或短气而咳；或水肿、泄泻。舌苔白，脉浮或浮数。

【病机】水湿内盛，膀胱气化不利。

【辨证】蓄水证，痰饮内停，水湿内停。

【治法】利水渗湿，温阳化气。

【选药与方解】

君：泽泻15g——直达肾与膀胱，甘淡利水渗湿。

臣：茯苓9g，猪苓9g——增强利水渗湿之力。

佐：白术9g，茯苓9g——健脾以运化水湿。

　　桂枝6g——温阳化气以助利水，解表散邪以祛表邪。

【配伍特点】

1. 内利水湿，外解表邪，以表里同治。

2. 通利下焦，实脾治水。

【用法与运用】

1. 煎服法　散剂，每服6～10g；汤剂，水煎服，多饮热水，取微汗，用量按原方比例酌定。

2. 禁忌证 湿热或阴虚有热者禁用。

3. 加减运用 水肿兼有表证者,与越婢汤合用;水湿壅盛者,与五皮散合用;泄泻偏于热者,去桂枝,加车前子、木通以利水清热。

4. 现代临床运用 急慢性肾炎、水肿、肝硬化腹水、心源性水肿、急性肠炎、尿潴留、脑积水等属水湿内停者。

【方歌】

五苓泽茯猪术桂,水湿内停痰饮催,

利水渗湿温化气,膀胱蓄水诸症危。

【附方】

1. 四苓散(《丹溪心法》)

组成:白术、茯苓、猪苓各一两半(各45g),泽泻二两半(75g)。

用法:上四味共为末,每次12g,水煎服。

功用:健脾渗湿。

主治:脾胃虚弱,水湿内停证。小便赤少,大便溏泄。

2. 胃苓汤(《世医得效方》)

组成:五苓散、平胃散(各6~10g)。

用法:上二药合和,苏子、乌梅煎汤送下,未效,加木香、缩砂、白术、丁香煎服。

功用:祛湿和胃,行气利水。

主治:夏秋之间,脾胃伤冷,水谷不分,泄泻如水,及水肿、腹胀、小便不利。

3. 茵陈五苓散(《金匮要略》)

组成:茵陈蒿末十分(4g),五苓散五分(2g)。

用法:上二物合,每服6g,日3服。

功用:利湿退黄。

主治:湿热黄疸,湿重于热,小便不利者。

猪 苓 汤

《伤寒论》

【主治表现】小便不利,发热,口渴欲饮,或心烦不寐,或兼有咳嗽,呕恶，下利等，舌红苔白或微黄，脉细数。热淋或血淋，小便涩痛，点滴难出，小腹满痛者。

【病机】伤寒之邪内传于里，化而为热，与水相搏，而成水热互结、热伤阴津之证。

【辨证】水热互结证。

【治法】利水渗湿，清热养阴。

【选药与方解】

君：猪苓9g——利水渗湿。

臣：茯苓9g，泽泻9g——健脾利水。

佐：滑石9g——利窍通淋，清热。

阿胶9g——滋阴清热，既补已伤之阴血，又防渗利之品重伤阴血。

【配伍特点】利水渗湿为主，清热养阴为辅。

【用法与运用】

1. 煎服法 汤剂，水煎服，阿胶分2次烊化。

2. 禁忌证 阳虚尿少者忌用，内热盛致阴津大亏者忌用。

3. 加减运用 热淋，加栀子、车前子，以清热利水通淋；血淋、尿血，加白茅根、大蓟、小蓟以凉血止血。

4. 现代临床运用 泌尿系感染、肾炎、膀胱炎、产后尿潴留等属水热互结兼阴虚者。

【方歌】

猪苓汤用猪茯苓，泽泻滑石阿胶并，

小便不利兼烦渴，利水养阴热亦平。

防己黄芪汤
《金匮要略》

【主治表现】汗出恶风，身重微肿，或肢节疼痛，小便不利，舌淡苔白，脉浮。

【病机】表虚卫气不固，风湿之邪伤于肌表，水湿郁于肌腠。

【辨证】表虚不固之风水或风湿证。

【治法】益气祛风，健脾利水。

【选药与方解】

君：防己 12g——祛风行水。

　　黄芪 15g——益气固表，兼可利水。

　　两者相合，祛风除湿而不伤正，益气固表而不恋邪。

臣：白术 9g——补气健脾祛湿。

佐：生姜、大枣——调和营卫。

佐使：甘草 6g——和中，兼可调和诸药。

【配伍特点】祛风利水与益气健脾并用，祛邪不伤正，固表不留邪。

【用法与运用】

1. 煎服法　汤剂，加生姜、大枣，水煎服，用量按原方比例酌定。

2. 禁忌证　水湿壅盛肿甚者不宜使用。

3. 加减运用　兼喘者，加麻黄以宣肺平喘；腹痛肝脾不和者，加芍药以柔肝理脾；气冲上逆者，加桂枝以平冲降逆；水湿偏盛，腰膝肿者，加茯苓、泽泻以利水退肿。

4. 现代临床运用　慢性肾小球肾炎、心源性水肿、风湿性关节炎等属风水、风湿而兼表虚证者。

【方歌】

防己黄芪金匮方，白术甘草枣生姜，

益气祛风健脾水，风水风湿气虚方。

【附方】

防己茯苓汤（《金匮要略》）

组成：防己三两（9g），黄芪三两（9g），桂枝三两（9g），茯苓六两（18g），甘草二两（6g）。

用法：上五味，以水六升，分温三服。

功用：益气温阳利水。

主治：卫阳不足之皮水。四肢肿，水气在皮肤中。

五　皮　散
《华氏中藏经》

【主治表现】一身悉肿，肢体沉重，心腹胀满，上气喘急，小便不利，以及妊娠水肿，苔白腻，脉沉缓。

【病机】脾虚湿盛，泛溢肌肤。

【辨证】皮水证。

【治法】利水消肿，理气健脾。

【选药与方解】

君：茯苓皮9g——甘淡性平，专行皮肤水湿，利水消肿。

臣：大腹皮9g——行气消胀，利水消肿。

橘皮9g——理气和胃，醒脾化湿。

佐：生姜皮9g——和脾散水消肿。

桑白皮9g——清降肺气，通调水道以利水消肿。

【配伍特点】

1. 五药用皮，以行皮间水气。

2. 利水消肿与健脾利肺同用，气行则水行。

【用法与运用】

1. 煎服法 汤剂，水煎服，每日2次。

2. 加减运用 偏寒者，加附子、干姜等温阳利水；偏热者，加滑石、木通等清利湿热；妊娠水肿，加白术等健脾利湿而安胎。

3. 现代临床运用 肾炎水肿、心源性水肿、妊娠水肿等属脾湿壅盛者。

【方歌】

五皮散用五种皮，苓腹陈姜桑白齐，

利水消肿理健脾，脾虚湿滞皮水医。

第四节　温化寒湿

适应证：湿从寒化，阳虚不能化水所致之痰饮、水肿等证。

苓桂术甘汤
《金匮要略》

【主治表现】胸胁支满，目眩心悸，短气而咳，舌苔白滑，脉弦滑或沉紧。

【病机】中阳素虚，脾失健运，气化不利，水湿内停。

【辨证】中阳不足之痰饮。

【治法】温化痰饮，健脾利湿（"病痰饮者，当以温药和之"）。

【选药与方解】

君：茯苓 12g——健脾渗湿化饮，以绝生痰之源。

臣：桂枝 9g——通阳化气，温化痰饮，平冲降逆（病痰饮者，当以温药和之）。

佐：白术 9g——健脾燥湿。

佐使：甘草 6g——合桂枝辛甘化阳，助温补中阳；合白术益气健脾，以利制水；调和诸药。

【配伍特点】

1. 温阳健脾以治本，祛湿化饮以治标。

2. 温而不燥，利而不峻，为温化痰饮和剂。

【用法与运用】

1. 煎服法 汤剂，水煎服，1 日 2 次。

2. 禁忌证 痰饮有热者，不宜使用。

3. 加减运用 咳嗽痰多者，加半夏、陈皮以燥湿化痰；心下痞或腹中有水声者，可加枳实、生姜皮以消痰散水；肢肿尿少，加猪苓、泽泻以利水消肿。

4. 现代临床运用 慢性支气管炎、支气管哮喘、心源性水肿、慢性肾小球肾炎水肿、梅尼埃病、神经官能症等属水饮停于中焦者。

【方歌】

苓桂术甘痰饮剂，温阳化饮健脾宜，

脾虚痰饮停心下，胸胁支满悸眩去。

【附方】

甘草干姜茯苓白术汤（又名肾着汤《金匮要略》）

组成：甘草二两（6g），干姜四两（12g），茯苓四两（12g），白术二两（6g）。

用法：上四味，以水五升，煮取三升，分温三服。

功用：温脾胜湿。

主治：寒湿下侵之肾着。腰部冷痛沉重，但饮食如故，口不渴，小便不利，舌淡苔白，脉沉迟或沉缓。

真 武 汤

《伤寒论》

【主治表现】 畏寒肢厥，小便不利，心下悸动不宁，头目眩晕，身体筋肉瞤动，站立不稳，四肢沉重疼痛，浮肿，以腰下为甚。或腹痛，泄泻；或咳喘呕逆。舌质淡胖，边有齿痕，舌苔白滑，脉沉细。

【辨证】 阳虚水泛证。

【治法】 温阳利水。

【选药与方解】

君：附子9g——温肾助阳，化气行水，兼暖脾土，温运水湿。

臣：白术6g，茯苓9g——健脾渗湿，使水湿走小便而出。

佐：生姜9g——辛温散水气，助附子温阳祛寒，助白术、茯苓散水湿。

白芍9g——利小便以行水气，柔肝缓急以止腹痛，敛阴舒筋，以止筋惕内瞤；防止附子燥热伤阴，以利久服缓治。

【配伍特点】

1. 标本兼顾，即温阳以治本，利水以治标。

2. 脾肾同治，温肾助阳为主，温中健脾为辅。

【用法与运用】

1. 煎服法 汤剂，水煎服，1日2次。

2. 禁忌证 湿热内停，小便不利，水肿者禁用。

3. 加减运用 水寒射肺而咳者，加干姜、细辛温肺化饮，五味子敛肺止咳；下利甚者，去芍药之阴柔，加干姜以助温里散寒；水寒犯胃而呕者，加重生姜用量以和胃降逆，加吴茱萸、半夏以助温胃止呕。

4. 现代临床运用 慢性肾小球肾炎、心源性水肿、甲状腺功能低下、慢性支气管炎、慢性肠炎、肠结核等属脾肾阳虚、水湿内停者。

【方歌】

真武附芍茯术姜，温阳利水是妙方，

脾肾阳虚水气停，悸眩瞤惕腹痛康。

【附方】

附子汤 (《伤寒论》)

组成：附子二枚（15g），炮，去皮，破八片，茯苓三两（9g），人参二两（6g），白术四两（12g），芍药三两（9g）。

用法：以水八升，煮取三升，去滓，温服一升，日三服。

功用：温经助阳，祛寒化湿。

主治：寒湿内侵，身体骨节疼痛，恶寒肢冷，苔白滑，脉沉微。

实 脾 散
《重订严氏济生方》

【主治表现】身半以下肿甚，手足不温，口中不渴，胸腹胀满，大便溏薄，舌苔白腻，脉沉弦而迟者。

【病机】脾肾阳虚，阳不化水，水气内停。

【辨证】脾肾阳虚，水气内停之阴水。

【治法】温阳健脾，行气利水。

【选药与方解】

君：附子6g——温肾阳助气化以行水。

干姜6g——温脾阳助运化以制水。

二药相合，温肾暖脾，扶阳抑阴。

臣：茯苓6g，白术6g——渗湿健脾，使水湿从小便去。

佐：木瓜6g——除湿醒脾和中。

厚朴6g，木香6g，大腹子（槟榔）6g，草果6g——行气导滞，气化则湿化，气顺则胀消。

使：甘草3g，生姜，大枣——益脾和中，调和诸药。

【配伍特点】

1. 脾肾同治，以温脾阳为主。

2. 寓行气与温利之中，气化则湿化。

【用法与运用】

1. 煎服法 汤剂，加生姜、大枣，水煎服，用量按原方比例酌调。

2. 禁忌证 阳水者，不宜使用。

3. 加减运用 气短乏力，倦惰懒言者，加黄芪补气以助行水；小便不利，水肿甚者，加猪苓、泽泻以增利水消肿之功；大便秘结者，加牵牛子以通利二便。

4. 现代临床运用 慢性肾小球肾炎、心源性水肿、肝硬化腹水等属于脾肾阳虚水肿者。

【方歌】

实脾附姜茯木瓜，香槟厚术草果加，

温阳健脾草枣姜，行气利水阴水夸。

萆薢分清散

《杨氏家藏方》

【主治表现】小便频数，浑浊不清，白如米泔，凝如膏糊，舌淡苔白，脉沉。

【病机】肾气不足，下焦虚寒，湿浊不化，肾失固摄。

【辨证】下焦虚寒之膏淋、白浊。

【治法】温肾利湿，分清化浊。

【选药与方解】

君：萆薢 9g——利湿而分清化浊，为治白浊之要药。

臣：石菖蒲 9g——辛香苦温，化湿浊以助萆薢之力，兼祛膀胱虚寒。

佐：益智仁 9g——补肾助阳，性兼收涩，缩尿止遗。

　　乌药 9g——温肾散寒，除膀胱冷气，治小便频数。

使：盐——其咸入肾，引药直达下焦。

【配伍特点】标本兼顾，以治标为主，即利湿化浊以治标，温暖下元以治本。

【用法与运用】

1. 煎服法 汤剂，水煎服，加入食盐少许，每日 2~3 次。

2. 禁忌证 湿热白浊者不宜使用。

3. 加减运用 兼虚寒腹痛者，加肉桂、盐茴以温中祛寒；久病气虚者，加黄芪、白术以益气祛湿。

4. 现代临床运用 乳糜尿、慢性前列腺炎、慢性肾盂肾炎、慢性肾炎、慢性盆腔炎等属下焦虚寒、湿浊不化者。

【方歌】

草薢分清益智仁，菖蒲乌药盐煎成，

下焦虚寒得温利，分清化浊效如神。

【附方】

草薢分清饮（《医学心悟》）

组成：川草薢二钱（6g），黄柏炒褐色、石菖蒲各五分（各2g），茯苓、白术各一钱（各3g），莲子心七分（2g），丹参、车前子各一钱五分（各4.5g）。水煎服。

功用：清热利湿，分清化浊。

主治：湿热白浊，小便浑浊，尿有余沥，舌苔黄腻等。

第五节　祛风胜湿

适应证：风湿在表，见头痛身重；风湿痹阻经络，见腰膝顽麻痛痹。

羌活胜湿汤

《脾胃论》

【主治表现】肩背痛不可回顾，头痛身重，或腰脊疼痛，难以转侧，苔白，脉浮。

【病机】汗出当风，或久居湿地，风湿之邪侵袭肌表。

【辨证】风湿在表之痹证。

【治法】发汗祛风，胜湿止痛。

【选药与方解】

君：羌活9g，独活9g——散一身上下之风湿，通利关节而止痹痛。

臣：防风6g，藁本6g——祛风胜湿，且善止头痛。

佐：川芎6g——活血行气，祛风止痛。

　　蔓荆子3g——祛风止痛。

使：甘草6g——调和诸药。

【配伍特点】

1. 体现轻扬微汗法。

2. 治风与治血结合，"治风先治血，血行风自灭"。

【用法与运用】

1. 煎服法 汤剂，水煎服，每日2~3次。

2. 禁忌证 阴血虚弱之体者忌用。

3. 加减运用 湿邪较重、肢体酸楚者，加苍术、细辛以助祛湿通络；郁久化热者，加黄芩、黄柏、知母等清里热。

4. 现代临床运用 风湿性关节炎、类风湿性关节炎、骨质增生症、强直性脊柱炎等属风湿在表者。

【方歌】

羌活胜湿独防风，蔓荆藁本草川芎，

祛风胜湿止痛良，善治周身风湿痛。

【附方】

蠲痹汤（《杨氏家藏方》）

组成：当归去土，酒浸一宿、羌活去芦头、姜黄、黄芪蜜炙、白芍药、防风去芦头，各一两半（各45g），甘草炙，半两（15g）。

用法：上㕮咀，每服半两（15g），水二盏，加生姜五片，枣三枚，同煎至一盏，去滓温服，不拘时候。

功用：益气和营，祛风胜湿。

主治：风、寒、湿邪痹阻经络之证。肩项臂痛，举动艰难，手足麻木等。

独活寄生汤

《备急千金要方》

【主治表现】腰膝关节疼痛，屈伸不利，或麻木不仁，畏寒喜温，心悸气短，舌淡苔白，脉细弱。

【辨证】痹证日久，肝肾两虚，气血不足。

【治法】祛风湿，止痹痛，益肝肾，补气血。

【选药与方解】

君：独活9g——性善下行，祛下焦与筋骨间的风寒湿邪。

臣：秦艽 6g——祛风湿，舒筋络利关节。

　　细辛 6g，桂心 6g——温经散寒，通利血脉。

　　防风 6g——祛一身之风而胜湿。本证因痹证日久而见于肝肾。

佐：桑寄生 6g，杜仲 6g，牛膝 6g——补益肝肾而强壮筋骨。

　　当归 6g，川芎 6g，地黄 6g，白芍 6g——养血和血。

　　人参 6g，茯苓 6g，甘草 6g——健脾益气。

使：甘草 6g——调和诸药。

【配伍特点】

1. 邪正兼顾，祛邪不伤正，扶正不留邪。

2. 治风与治血结合，"治风先治血，血行风自灭"。

【用法与运用】

1. 煎服法　汤剂，水煎服，1 日 2 次。

2. 禁忌证　痹证属湿热实证者忌用。

3. 加减运用　痹证疼痛较剧者，加制川乌、制草乌、白花蛇等以助搜风通络，活血止痛；寒邪偏盛者，加附子、干姜以温阳散寒；湿邪偏盛者，去地黄，加防己、薏苡仁、苍术以祛湿消肿；正虚不甚者，可减地黄、人参。

4. 现代临床运用　慢性关节炎、类风湿性关节炎、风湿性坐骨神经痛、腰肌劳损、骨质增生症、小儿麻痹等属风寒湿痹日久、正气不足者。

【方歌】

独活寄生艽防辛，归芎芍地桂苓均，

杜仲牛膝人参草，冷风顽痹屈能伸。

【附方】

三痹汤（《校注妇人良方》）

组成：川续断、杜仲去皮，切，姜汁炒、防风、桂心、细辛、人参、白茯苓、当归、白芍药、甘草各一两（各 30g），秦艽、生地黄、川芎、川独活各半两（各 15g），黄芪、川牛膝各一两（各 30g）。

用法：上为末，每服五钱（各 15g），水二盏，加姜三片，大枣一枚，煎至一盏，去滓热服，不拘时候，但腹稍空服之。

功用：益气活血，祛风除湿。

主治：痹证日久耗伤气血证。手足拘挛，或肢节屈伸不利，或麻木不仁，舌淡苔白，脉细或脉涩。

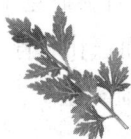

第十八章　祛　痰　剂

重点概述

【概念】凡以祛痰药为主组成，具有祛除痰饮等作用，治疗各种痰病的方剂，统称为祛痰剂。

【适应证】痰证。包括湿痰、热痰、燥痰、寒痰、风痰等。

【分类及代表方】

燥湿化痰——二陈汤、温胆汤。

清热化痰——清气化痰丸、小陷胸汤。

润燥化痰——贝母瓜蒌散。

温化寒痰——苓甘五味姜辛汤、三子养亲汤。

治风化痰——半夏白术天麻汤。

【注意事项】

1. 辨清痰证类型。

2. 配伍理气药。《证治准绳》曰："善治痰者，不治痰而治气，气顺则一身之津液亦随气而顺矣。"

3. 配伍祛湿药。

4. 治生痰之本。《景岳全书》曰："善治痰者，唯能使之不生，方是补天之手。"

5. 痰阻经络、肌腠为瘰疬、痰核者，配伍疏通经络、软坚散结之品。

6. 不宜久服。

7. 气阴两虚者慎用。

8. 外感咳嗽初起，不宜早用清润化痰之品，以防留邪。

9. 有咳血倾向或痰黏难咯者，不宜用温热燥烈的祛痰药，以防引起咳血。

第一节 燥湿化痰

适应证：湿痰证。湿痰多由脾失健运、湿郁气滞所致，症见咳吐多量稠痰，痰滑易咯，胸脘痞闷，恶心呕吐，眩晕，肢体困重，食少口腻，舌苔白腻或白滑，脉缓或滑等。

配伍用药：以燥湿化痰药为主，配伍理气药、健脾渗湿药等。

二 陈 汤
《太平惠民和剂局方》

【主治表现】咳嗽痰多易咯，色白，恶心呕吐，胸膈痞闷，肢体困重，头目眩晕，心悸，苔白滑或腻，脉滑。

【病机】脾失健运，湿聚成痰。

【辨证】湿痰咳嗽。

【治法】燥湿化痰，理气和中。

【选药及方解】

君：半夏 15g——燥湿化痰，降逆和胃。

臣：橘红 15g——理气化痰，气顺痰消。

佐：茯苓 9g——健脾渗湿，湿去脾旺，痰无由生。

生姜 7 片——化痰和胃，解半夏毒。

乌梅 1 个——敛肺，合半夏散中寓收，祛痰不伤正。

使：甘草 4.5g——调和诸药。

【配伍特点】燥湿理气祛已生之痰，健脾渗湿杜生痰之源，标本兼顾。

【用法与运用】

1. 煎服法 上药加生姜 7 片，乌梅 1 个，水煎热服，不拘时间。

2. 禁忌证 阴虚肺燥及咳血者忌用。

3. 加减运用　本方可以广泛用于各种痰证。风痰，加天麻、僵蚕；热痰，加黄芩、胆南星、瓜蒌、桑白皮；寒痰，加干姜、细辛；食痰，加麦芽、神曲、山楂、莱菔子；痰流经络之瘰疬、痰核，加海藻、昆布、牡蛎等。

本方加制南星、枳实，名导痰汤（《济生方》）。功用燥湿祛痰，行气开郁，用于痰厥证。

本方加制南星、枳实、菖蒲、人参、竹茹，名涤痰汤（《证治准绳》）。功用涤痰开窍，用于中风痰迷心窍。

4. 现代临床运用　慢性支气管炎、肺气肿、慢性胃炎、妊娠呕吐、神经性呕吐、梅尼埃病属于湿痰停滞者。

【方歌】

二陈橘红姜半夏，茯苓乌梅甘草加，

燥湿化痰湿痰证，理气和中效堪夸。

【附方】

1. 导痰汤（《传信适用方》引皇甫坦方）

组成：半夏四两（120g），汤洗七次，天南星一两（30g），姜汁浸，枳实去瓤，一两（30g），橘红一两（30g），赤茯苓一两（30g）。

用法：上为粗末，每服三大钱（9g），水二盏，生姜十片，煎至二盏，去滓，食后温服（现代用法：加生姜4片，水煎服，用量按原方比例酌减）。

功用：燥湿祛痰，行气开郁。

主治：痰厥证。头目眩晕，或痰饮壅盛，胸膈痞塞，胁肋胀满，头痛呕逆，喘急痰嗽，涕唾稠黏，舌苔厚腻，脉滑。

2. 涤痰汤（《奇效良方》）

组成：南星姜制、半夏汤洗七次，各二钱半（各7.5g），枳实麸炒，二钱（6g），茯苓去皮，二钱（6g），橘红一钱半（4.5g），石菖蒲、人参各一钱（各3g），竹茹七分（2g），甘草半钱（1.5g）。

用法：上作一剂。水二盅，生姜五片，煎至一盅，食后服（现代用法：加生姜3片，水煎服）。

功用：涤痰开窍。

主治：中风痰迷心窍证。舌强不能言，喉中痰鸣，辘辘有声，舌苔白腻，脉沉滑或沉缓。

3. 金水六君煎（《景岳全书》）

组成：当归二钱（6g），熟地三五钱（9～15g），陈皮一钱半（4.5g），半夏二钱（6g），茯苓二钱（6g），炙甘草一钱（3g）。

用法：水二盅，生姜三五七片，煎七八分，食远温服。

功用：滋养肺肾，祛湿化痰。

主治：肺肾阴虚，湿痰内盛证。咳嗽呕恶，喘急痰多，痰带咸味，或咽干口燥，自觉口咸，舌质红，苔白滑或薄腻。

温 胆 汤
《三因极一病证方论》

【主治表现】胆怯易惊，头眩心悸，心烦不眠，夜多异梦。或呕恶呃逆，眩晕，癫痫，苔白腻，脉弦滑。

【病机】素体胆气不足，又因情志不遂，胆失疏泄，胃失和降，气郁生痰化热，胆胃不和，痰热内扰。

【辨证】胆郁痰扰证。

【治法】理气化痰，清胆和胃。

【选药与方解】

君：半夏6g——燥湿化痰，和胃止呕。

臣：竹茹6g——清热化痰，除烦止呕。

　　二药一温一凉，化痰和胃，止呕除烦。

佐：陈皮9g，枳实6g——理气，降气，化痰。

　　茯苓4.5g——健脾渗湿，以杜生痰之源。

使：生姜5片，大枣1个——调和脾胃，且生姜兼制半夏毒性。

　　甘草3g——调和诸药。

【配伍特点】温凉兼进，不寒不燥。

【用法与运用】

1. 煎服法　汤剂，生姜5片，大枣1个，水煎服，1日2～3次。

2. 禁忌证　心肝血虚之心烦惊悸者慎用。

3. 加减运用　心烦甚者，加黄连、麦冬、栀子清热除烦；失眠重者，加酸枣仁、远志宁心安神；惊悸者，加珍珠母、生龙骨、生牡蛎重镇定惊；癫痫抽搐者，加胆南星、钩藤、全蝎息风止痉。

4. 现代临床运用 神经官能症、急慢性胃炎、慢性支气管炎、梅尼埃病、妊娠呕吐等属于痰热内扰、胆胃不和者。

【方歌】

温胆半夏竹茹草，枳实陈皮茯姜枣，

理气化痰清胆胃，胆胃不和痰热扰。

【附方】

十味温胆汤（《世医得效方》）

组成：半夏汤洗七次、枳实去瓤，切，麸炒、陈皮去白，各三两（各90g），白茯苓去皮，一两半（45g），酸枣仁微炒、大远志去心、甘草水煮，姜汁炒，各一两（各30g），北五味子、熟地黄切，酒炒、条参各一两（各30g），粉草五钱（15g）。

用法：上锉散，每服四钱（12g），水盏半，姜五片、枣一枚煎，不拘时服。

功用：益气养血，化痰宁心。

主治：心胆虚怯，痰浊内扰证。触事易惊，惊悸不眠，夜多噩梦，短气自汗，耳鸣目眩，四肢浮肿，饮食无味，胸中烦闷，坐卧不安，舌淡苔腻，脉沉缓。

第二节 清热化痰

适应证：热痰证。热痰多因邪热内盛，灼津为痰，或痰郁生热化火，痰浊与火热互结而成，症见咳吐黄痰，咯吐不利，舌红苔黄腻，脉滑数，以及由痰热所致的胸痛、眩晕、惊痫等。

清气化痰丸

《医方考》

【主治表现】咳嗽气喘，咯痰黄稠，胸膈痞闷，甚则气急呕恶，烦躁不宁，舌质红，苔黄腻，脉滑数。

【病机】痰阻气滞，气郁化火，痰热互结。

【辨证】痰热咳嗽。

【治法】清热化痰，理气止咳。

【选药与方解】

君：胆南星9g，瓜蒌仁9g——清热化痰，瓜蒌仁尚能导痰热从大便而下。

臣：制半夏9g，黄芩9g——化痰散结，清热降火。

杏仁9g——降利肺气以宣上。

陈皮9g——理气化痰以畅中，气顺痰消。

佐：枳实9g——破气化痰以宽胸。

茯苓9g——健脾渗湿，以杜生痰之源。

使：姜汁——化痰和胃。

【用法与运用】

1. 煎服法 汤剂，加生姜，水煎服，1日2～3次。

2. 加减运用 肺热盛、身热口渴者，加生石膏、知母清泄肺热；痰多气急者，加鱼腥草、桑白皮清肺降气平喘。

3. 现代临床运用 肺炎、急慢性支气管炎等属于痰热者。

【方歌】

清气化痰姜胆星，蒌芩枳陈杏夏苓，

清热化痰理气咳，痰热咳嗽服之应。

【附方】

清金降火汤（《古今医鉴》）

组成：陈皮一钱五分（4.5g），半夏泡，一钱（3g），茯苓一钱（3g），桔梗一钱（3g），枳壳麸炒，一钱（3g），贝母去心，一钱（3g），前胡一钱（3g），杏仁去皮尖，一钱半（4.5g），黄芩炒，一钱（3g），石膏一钱（3g），瓜蒌仁一钱（3g），甘草炙，三分（1g）。

用法：上锉一剂，加生姜三片，水煎，临卧服。

功用：清金降火，化痰止嗽。

主治：热痰咳嗽。

小 陷 胸 汤

《伤寒论》

【主治表现】胸脘痞闷，按之则痛，或心胸闷痛，或咳痰黄稠，舌红苔黄腻，脉滑数。

【病机】痰热互结于心下或胸膈，气郁不通。

【辨证】痰热互结证。

【治法】清热化痰，宽胸散结。

【选药与方解】

君：瓜蒌20g——甘寒清热涤痰，宽胸散结。

臣：黄连6g——苦寒泄热除痞。

半夏12g——辛温化痰散结。

【配方特点】辛开苦降；润燥相得，以清热化痰，散结开痞。

【用法与运用】

1. **煎服法** 汤剂，先煮瓜蒌，后纳他药，水煎温服。

2. **禁忌证** 湿痰或寒痰者，不宜使用。

3. **加减运用** 心胸闷痛者，加柴胡、桔梗、郁金、赤芍等以行气活血止痛；咳痰黄稠难咯者，减半夏用量，加胆南星、杏仁、贝母等以清润化痰。

4. **现代临床运用** 急性胃炎、胆囊炎、肝炎、冠心病、肺心病、急性支气管炎、胸膜炎、胸膜粘连等属痰热互结心下或胸膈者。

【方歌】

小陷胸汤连半蒌，宽胸开结涤痰优，

膈上热痰痞满痛，舌苔黄腻服之休。

【附方】

柴胡陷胸汤（《重订通俗伤寒论》）

组成：柴胡一钱(3g)，姜半夏三钱(9g)，小川连八分(2.5g)，苦桔梗一钱(3g)，黄芩钱半(4.5g)，瓜蒌仁杵，五钱(15g)，小枳实钱半(4.5g)，生姜汁四滴，分冲。

用法：水煎服。

功用：和解清热，涤痰宽胸。

主治：邪陷少阳，痰热结胸证。寒热往来，胸胁痞满，按之疼痛，呕恶不食，口苦且黏，目眩，或咳嗽痰稠，苔黄腻，脉弦滑数。

滚 痰 丸

《玉机微义》

【主治表现】癫狂昏迷，或惊悸怔忡，或不寐怪梦，或咳喘痰稠，或胸脘痞闷，或眩晕耳鸣，大便秘结，苔黄厚腻，脉滑数有力。

【病机】实热老痰，久积不去。

【辨证】实热老痰证。

【治法】泻火逐痰。

【选药与方解】

君：礞石 30g——咸能软坚，质重沉坠，下气坠痰，平肝镇惊，为治顽痰之要药。

臣：大黄 240g——荡涤实热，开痰火下行之路。

佐：黄芩 240g——苦寒泻火，消除痰火之源。

沉香 15g——降逆下气，治痰必先顺气。

【配伍特点】清上开下，正本清源，为降火逐痰之峻剂。

【用法与运用】

1. 煎服法 水泛小丸，每服 8～10g，每日 1～2 次，温开水送下。

2. 禁忌证 体虚之人及孕妇慎用。

3. 加减运用 根据病情之轻重、病势之缓急以及药后反应而增减药量：急重病，每服 9～12g；慢性病，每服 6～9g，均临卧服。本方虽药力峻猛，但药后除腹泻外，副作用较少，部分患者出现咽喉稠涎而壅塞不利者，乃药力相攻、痰气上泛之象，不必惊慌，少顷自安。一般次日早晨当有大便，其余几次泻下痰片黏液，此为顽痰浊垢自肠道而下之象。

4. 现代临床运用 中风、精神分裂症、癫痫、偏头痛、神经官能症等属实火顽痰胶固者。

【方歌】

礞石硝煅滚痰丸，大黄黄芩沉香添，

泻火逐痰临睡服，实火顽痰怪证蠲。

第三节 润燥化痰

适应证：燥痰证。燥痰多由燥邪灼津、炼液为痰所致，症见咳嗽甚或呛咳，咯痰不爽，或痰黏成块，或痰中带血，胸闷胸痛，口鼻干燥，舌干少津，苔干，脉涩等。

贝母瓜蒌散
《医学心悟》

【主治表现】咳嗽痰稠，咳痰不爽，涩而难出，咽喉干燥，苔白而干。

【病机】燥热伤肺，灼津成痰，肺失清肃。

【辨证】燥痰咳嗽。

【治法】润肺清热，理气化痰。

【选药与方解】

君：川贝 5g——润肺清热，化痰止咳。

臣：瓜蒌 3g——润肺清热，理气化痰。

佐：天花粉 2.5g——润燥生津，清热化痰。

　　陈皮 2.5g——理气化痰，气顺痰消。

　　茯苓 2.5g——健脾渗湿，杜绝生痰之源。

佐使：桔梗 2.5g——宣肺利气，利咽化痰，引药入肺。

【配伍特点】清润宣化并用，以润肺化痰为主，润肺而不留痰，化痰不伤津；肺脾同调，健脾祛湿，杜绝生痰之源，润肺化痰防燥痰伤肺。

【用法与运用】

1. 煎服法 汤剂，水煎服，1 日 2~3 次。

2. 加减运用 咽喉干燥，加麦冬、玄参；声音嘶哑，痰中带血者，去掉陈皮，加南沙参、阿胶、白及等。

3. 现代临床运用 肺结核、肺炎、支气管炎属于燥痰证者。

【方歌】

贝母瓜蒌花粉研，橘红桔梗茯苓添，

润肺清热理气痰，燥痰咳嗽病自安。

第四节　温化寒痰

适应证：寒痰证。寒痰多由阳虚生寒，水湿不运，寒与痰浊凝滞所致，症见咳吐白痰，胸闷脘痞，气喘哮鸣，畏寒肢冷，舌苔白腻，脉弦滑或弦紧等。

苓甘五味姜辛汤

《金匮要略》

【主治表现】咳痰量多，清稀色白，或喜唾涎沫，胸满不舒，舌苔白滑，脉弦滑。

【病机】脾阳不足，寒从中生，聚湿成饮，寒饮犯肺，肺失宣降。

【辨证】寒饮咳嗽。

【治法】温肺化饮。

【选药与方解】

君：干姜9g——温肺散寒以化饮，温运脾阳以化湿。

臣：细辛5g——温肺散寒，助干姜温肺散寒化饮。

　　茯苓12g——健脾渗湿，导水饮之邪从小便而去，杜绝生饮之源。

佐：五味子5g——敛肺止咳，与干姜、细辛相伍，使散不伤正，敛不留邪。

使：甘草9g——和中调药。

【配伍特点】温散并行，开合相济，肺脾同调，标本兼顾。

【用法与运用】

1. 煎服法　汤剂，水煎服，1日2~3次。

2. 加减运用　痰多欲呕者，加半夏以温化寒痰，降逆止呕；咳甚喘急者，加杏仁、厚朴以降气止咳；脾虚食少者，可加人参、白术、陈皮等以益气健脾。

3. 现代临床运用　慢性支气管炎、肺气肿等属寒饮内停者。

【方歌】

苓甘五味姜辛汤，温肺化饮常用方，

半夏杏仁均可加，寒痰水饮咳嗽康。

【附方】

冷哮丸（《张氏医通》）

组成：麻黄泡、川乌生、细辛、蜀椒、白矾生、牙皂去皮、弦、子、酢炙、半夏曲、陈胆星、杏仁去双仁者，连皮共用、甘草生，各一两（各30g），紫菀茸、款冬花各二两（各60g）。

用法：共为细末，姜汁调神曲末打糊为丸，每遇发时，临卧生姜汤服二钱（6g），羸者一钱（3g）。服后时吐顽痰，胸膈自宽。服此数日后，以补脾肺药调之，候发如前，再服。

功用：散寒涤痰。

主治：寒痰哮喘。背受寒邪，遇冷即发，喘嗽痰多，胸膈痞满，倚息不得卧。

三子养亲汤
《杂病广要》

【主治表现】咳嗽喘逆，痰多胸痞，食少难消，舌苔白腻，脉滑。

【病机】年老中虚，纳运无权，致停食生痰，痰盛壅肺，肺失宣降。

【辨证】痰壅气逆食滞证。

【治法】温肺化痰，降气消食。

【选药与方解】

白芥子9g——温肺化痰，利气散结。

苏子9g——降气化痰，止咳平喘。

莱菔子9g——消食导滞，下气祛痰。

三药相伍，白芥子长于豁痰，苏子长于降气，莱菔子长于消食，临证视痰壅、气逆、食滞三者之孰重孰轻而定何药为君，余为臣佐。

【用法与运用】

1. 煎服法 三药微炒，捣碎，布包微煮，频服。

2. 加减运用 常与二陈汤合用，有助于提高疗效；兼有表寒，可合用三拗汤。如病情得以缓解，可改用六君子汤以善其后。

3. 现代临床运用 顽固性咳嗽、慢性支气管炎、支气管哮喘、肺源性心脏病等痰壅气逆食滞者。

【方歌】

三子养亲祛痰方，芥苏莱菔共煎汤，

大便实硬加熟蜜，冬寒更可加生姜。

第五节 治风化痰

适应证：内风挟痰证。内风挟痰者，由痰浊、肝风内动、挟痰上扰所致，症见眩晕头痛，或发癫痫，甚则昏厥，不省人事，舌苔白腻，脉弦滑等。

半夏白术天麻汤
《医学心悟》

【主治表现】 眩晕，头痛，胸膈痞闷，恶心呕吐，苔白腻，脉弦滑。

【病机】 脾湿生痰，肝风内动，风痰上扰。

【辨证】 风痰上扰证。

【治法】 燥湿化痰，平肝息风。

【选药与方解】

君：半夏9g——燥湿化痰，降逆止呕，治痰要药。

天麻6g——平肝潜阳，息风止眩，治风要药。

臣：白术15g，茯苓6g——健脾燥湿，以绝生痰之源。

佐：陈皮6g——理气化痰，气顺痰消。

使：甘草 3g——调和药性。

【用法与运用】

1. 煎服法 汤剂，加生姜 1 片，大枣 2 枚，水煎服，1 日 2～3 次。

2. 禁忌证 阴虚阳亢或气血不足之眩晕，不宜使用。

3. 加减运用 眩晕较重，加僵蚕、胆南星；头痛较重，加蔓荆子、菊花；湿痰偏盛、苔白滑者，加泽泻、桂枝利湿化饮；肝经有热目赤口苦者，加菊花、夏枯草等。

4. 现代临床运用 耳源性眩晕、神经性眩晕、高血压病等属于风痰上扰者。

【方歌】

半夏白术天麻汤，茯苓橘红草枣姜，

燥湿化痰平肝风，风痰上扰眩晕康。

定 痫 丸
《医学心悟》

【主治表现】忽然发作，眩仆倒地，目睛上视，口吐白沫，喉中痰鸣，叫喊作声，甚或手足抽搐，舌苔白腻微黄，脉弦滑略数。亦可用于癫狂。

【病机】风痰蕴热之痫病。

【辨证】风痰蕴热，上蒙脑窍。

【治法】涤痰息风，开窍安神。

【选药与方解】

君：竹沥 100g，胆南星 15g——清热化痰，镇惊利窍。

臣：半夏 30g，陈皮 20g，茯苓 30g，贝母 30g——温燥化痰，理气和中。

全蝎 15g，僵蚕 15g，天麻 15g——平肝息风而止痉。

佐：石菖蒲 15g，远志 20g，茯神 30g——祛痰开窍，宁心安神。

丹参 60g，麦冬 60g——清心养阴润燥，合贝母防他药辛烈伤阴。

琥珀 15g，朱砂 9g——镇心安神。

使：甘草 120g——调和诸药。

姜汁 50g——温开以助化痰利窍，防竹沥等药寒凉有碍湿痰之消散。

【配伍特点】寒热并用，润燥结合。

【用法与运用】

1. 煎服法 共为细末，用甘草 120g 煮膏，加竹沥汁 100ml 与生姜汁 50ml 为丸，每次 9g；或作汤剂，加甘草水煎，去渣，入竹沥、姜汁、琥珀、朱砂冲服，用量按原方比例酌定。

2. 加减运用 对久病频发者，须调补正气，于"方内加人参三钱尤佳"。原书在定痫丸之后，附有河车丸一方，并曰："既愈之后，则用河车丸以断其根。"

附：河车丸 紫河车一具，茯苓、茯神、远志各一两（30g），人参五钱（15g），丹参七钱（21g）。炼蜜为丸，每早开水下三钱（9g）。

3. 现代临床运用 癫痫病发作期属风痰蕴热者。

【方歌】

定痫二茯贝天麻，丹麦陈远蒲姜夏，

胆星全蝎蚕琥珀，竹沥姜汁草朱砂。

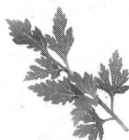

第十九章 消 食 剂

重点概述

【概念】凡具有消食导滞、软坚散结、消癥化积等作用，治疗食积、癥积、瘰疬、瘿瘤等病证的一类方剂，统称为消导化积剂。

【适应证】食积停滞证。

【分类及代表方】

消食化积——保和丸、木香槟榔丸。

消痞行滞——健脾丸、枳实消痞丸。

【使用注意】

1. 辨清寒热虚实。

2. 配伍理气药。

3. 配伍健脾药、补益药。

4. 不宜长期或过量服用。

第一节 消食化积

适应证：食积内停证。症见胸脘痞闷，嗳腐吞酸，恶食呕逆，腹痛泄泻等。

保 和 丸
《丹溪心法》

【主治表现】恶食，嗳腐吞酸，呕逆，大便泄泻，脘腹痞满胀痛，舌苔厚腻，脉滑。

【病机】饮食不节制，食积停留于胃脘。

【辨证】一切食积。

【治法】消食和胃。

【选药与方解】

君：山楂 180g——消一切食积，善消肉积。

臣：神曲 60g——消食健脾，善消酒积。

莱菔子 30g——下气消食，善消谷面积。

佐：半夏 90g，陈皮 30g——行气化滞，和胃止呕。

茯苓 90g——渗湿健脾，和中止泻。

连翘 30g——清热散结。

【配伍特点】加连翘苦寒清热散结，防止食积化热。

【用法与运用】

1. 煎服法　本品为丸剂，每次 6~9g，温开水送服。

2. 禁忌证　脾虚食积者不宜使用，且不宜久服。

3. 加减运用　食积较重，加枳实、槟榔消食导滞；脾虚便溏，加白术、山药健脾燥湿止泻；苔黄脉数者，加黄连、黄芩以清热。

4. 现代临床运用　消化不良、婴幼儿腹泻、急性胃炎、急慢性肠炎等属于食积内停者。

【方歌】

保和神曲莱山楂，茯苓连翘陈半夏，

腹胀嗳腐又吐泻，消食和胃食积下。

木香槟榔丸

《儒门事亲》

【主治表现】脘腹痞满胀痛，大便秘结，或赤白痢疾，里急后重，舌苔黄腻，脉沉实有力。

【病机】食积内停，气机壅滞，生湿蕴热。

【辨证】湿热积滞证。

【治法】行气导滞，攻积泄热。

【选药与方解】

君：木香 30g，槟榔 30g——行气导滞，消胀满，除后重。

臣：青皮 30g，香附 120g，陈皮 30g——行气化积，燥湿健脾。

大黄 90g，牵牛子 120g——攻积泄热通便。

佐：莪术 30g——破血行气消积。

黄连 30g，黄柏 90g——清热燥湿止利。

枳壳 30g——下气宽肠。

【配伍特点】行气导滞，兼清热、攻下、活血，使积滞下，腑气通。

【用法与运用】

1. 煎服法 共为细末，水泛小丸，每服 3～6g，生姜汤或温开水服下。

2. 禁忌证 泄泻无积滞者及孕妇忌用，年老体弱者慎用。

3. 加减运用 腹痛，加白芍、甘草柔肝缓急止痛。

4. 现代临床运用 急性胃肠炎、急慢性胆囊炎、细菌性痢疾等属于湿热食积者。

【方歌】

木香槟榔青陈牵，大附莪枳黄柏连，

行气导滞攻积热，湿热积滞服之瘥。

第二节 健脾消食

适应证：脾胃虚弱，食积内停证。症见脘腹痞满，不思饮食，面黄体瘦，倦怠乏力，大便溏薄等。

健脾丸

《证治准绳》

【主治表现】食少难消，脘腹痞闷，大便溏薄，倦怠乏力，苔腻微黄，脉虚弱。

【病机】脾虚胃弱，运化失常，食积停滞，郁而生热。

【辨证】脾虚食积证。

【治法】健脾和胃，消食止泻。

【选药与方解】

君：白术75g，茯苓60g——健脾祛湿以止泻。

臣：山楂30g，神曲30g，麦芽30g——消食和胃，除已停之积。

人参45g，山药30g——益气补脾。

佐：木香22g，砂仁30g，陈皮30g——理气开胃，醒脾化湿。

肉豆蔻30g——温涩，合山药涩肠止泻。

黄连22g——清热燥湿，且清解食积所化之热。

使：甘草22g——补中和药。

【配伍特点】补气健脾药与消食行气药同用，消补兼施，补重于消，补而不滞，消不伤正。

【用法与运用】

1. 煎服法 共为细末，糊丸或水泛小丸，每服6~9g，温开水送下，每日2次。

2. 禁忌证 食积不消，脾胃不虚者，不宜使用。

3. 加减运用 湿甚者，加车前子、泽泻以利水渗湿；兼寒者，去黄连，加干姜以温中祛寒。

4. 现代临床运用 慢性胃炎、消化不良属脾虚食滞者。

【方歌】

健脾消食四君神，山药肉蔻砂仁陈，

山楂麦芽连木香，脾虚停食此方珍。

【附方】

枳术丸（《内外伤辨惑论》）

组成：枳实炒，一两（30g），白术二两（60g）。

用法：同为极细末，叶裹烧饭为丸，如梧桐子大，每服五十丸，多用白汤下，无时（现代用法：共为末，糊丸，每服6~9g，荷叶煎汤或温开水送下，每日2次）。

功用：健脾消痞。

主治：脾虚气滞，饮食停聚。胸脘痞满，不思饮食。

枳实消痞丸

《兰室秘藏》

【主治表现】心下痞满，不欲饮食，倦怠乏力，大便不畅，苔腻而微黄，脉弦。

【病机】脾胃素虚，升降失职，寒热互结，气壅湿聚。

【辨证】脾虚气滞，寒热互结证。

【治法】消痞除满，健脾和胃。

【选药与方解】

君：枳实 15g——苦辛微寒，行气消痞。

臣：厚朴 12g——苦辛而温，行气除满。

佐：黄连 15g——苦寒清热，燥湿而除痞。

半夏曲 9g——辛温散结，和胃降逆。

干姜 6g——辛热温中祛寒。

麦芽 6g——甘平，消食和胃。

人参 9g，白术 6g，茯苓 6g，炙甘草 6g（四君子汤）——益气健脾，祛湿和中。

使：炙甘草 6g——调和药性。

【配伍特点】消补兼施，辛开苦降，温清并用。

【用法与运用】

1. 煎服法 共为细末，水泛小丸或糊丸，每服 6～9g，饭后温开水送下，日 2 次；或作汤剂，水煎服。

2. 加减运用 脾虚甚者，重用人参、白术以益气健脾；偏寒者，减黄连，加重干姜，加高良姜、肉桂等以温中散寒；胀满重者，加陈皮、木香等以行气消胀。

3. 现代临床运用 慢性胃炎、慢性支气管炎、胃肠神经官能症等属脾虚气滞、寒热互结者。

【方歌】

枳实消痞厚朴夏，连姜四君与麦芽，

消痞除满健脾胃，脾虚寒热互结下。

葛花解酲汤

《内外伤辨惑论》

【主治表现】眩晕呕吐，胸膈痞闷，食少体倦，小便不利，大便泄泻，舌苔腻，脉滑。

【病机】嗜酒中虚，湿伤脾胃。酒乃水谷之精液酝酿而成，体湿性热，其性慓悍，少饮能通行气血，内助消化，外御风寒；若恣饮无度，脾胃受伤，湿饮内阻，升降失常，则见眩晕、呕吐、胸痞、食少等症。

【辨证】酒积伤脾证。

【治法】分消酒湿，理气健脾。

【选药与方解】

君：葛花15g——甘寒芳香，解酒醒脾。

臣：神曲6g——消食和胃，尤善消酒食陈腐之积。

蔻仁15g，砂仁15g——理气开胃醒脾，除痞闷。

猪苓4.5g，茯苓4.5g，泽泻6g——渗湿止泻，引酒湿从小便而去。

佐：人参4.5g，白术6g——补中健脾。

干姜6g——温运化湿。

木香1.5g，青皮1g，陈皮4.5g——理气疏滞。

【配伍特点】发汗和利水并行，以分消酒湿；消食理气和补气健脾同用，以邪正兼顾。

【用法与运用】

1. 煎服法　共为极细末，和匀，每次9g，温开水调下；或作汤剂，水煎服。

2. 加减运用　偏寒者，加吴茱萸以温中祛寒；湿从热化，湿热内盛而见面赤烦热、口渴饮冷等症，当减去辛燥之品，改用黄芩、黄连等清热燥湿之药。枳椇子善利湿热，解酒毒，酒湿热化者可选用。

3. 现代临床运用　饮酒过量致醉，或嗜酒成性者。

【方歌】

葛花解酲泽二苓，砂蔻青陈木香并，

姜曲参术温健脾，分消寒化酒湿灵。

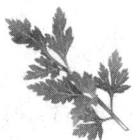

第二十章 驱 虫 剂

重点概述

【概念】凡以驱虫药为主组成，具有驱虫或杀虫等作用，用以治疗人体寄生虫病的方剂，统称为驱虫剂。

【适应证】肠道寄生虫。症见脐腹疼痛，时发时止，痛而能食；面色萎黄，或青或白，或生白斑，或见赤丝；或夜寐啮齿，或胃脘嘈杂，呕吐清水，舌苔剥落，脉象乍大乍小等。若迁延日久，可呈现肌肉消瘦，毛发枯槁，肚腹胀大，青筋暴露等（疳积）。

【注意事项】

1. 空腹服药，忌食油腻食物。

2. 使用有毒的驱虫药时注意剂量。

3. 年老体弱者、孕妇等慎用有毒药物。

4. 服药后，脾胃虚弱者宜适当调补脾胃，以善其后。

5. 便检明确诊断。

乌 梅 丸

《伤寒论》

【主治表现】烦闷呕吐，得食则吐，甚则吐蛔；脘腹阵痛；手足厥冷，时发时止。

【病机】胃热肠寒之蛔厥（寒热错杂，正气虚弱）。

【辨证】蛔厥证。

【治法】温脏补虚，安蛔止痛。

【选药与方解】

君：乌梅30g——酸以安蛔（涩肠止泻）。

臣：蜀椒 5g，细辛 3g——辛以伏蛔，温脏寒。

佐：干姜 9g，桂枝 6g，附子 6g——温脏祛寒，辛以制蛔（温肾暖脾而助运）。

　　黄连 6g，黄柏 6g——苦以下蛔，清胃热（清热燥湿止痢）。

　　人参 6g，当归 6g——补养气血（扶正）。

使：蜂蜜——调和诸药。

【配伍特点】辛、酸、苦并用，以酸安蛔为主，辛伏、苦下为辅，以治标急；寒热并用，温脏为主，以治病本。

【用法与运用】

1. 煎服法 乌梅醋浸后，去核打烂，和余药打匀，烘干后研成细末，加蜜制成丸剂，每次 9g，1 日 1～3 次，空腹温开水送下。

2. 禁忌证 对于蛔虫证属于湿热者，本方禁用。

3. 加减运用 病重者，酌加使君子、苦楝皮、槟榔；腹痛，加木香、川楝子理气止痛；呕吐甚，加半夏、生姜降逆止呕。

4. 现代临床运用 肠道蛔虫症、慢性肠炎、慢性菌痢等属于寒热错杂、正气不足者。

【方歌】

乌梅连柏椒细辛，姜附桂枝归蜜参，

腹痛烦闷手足冷，温脏安蛔蚘厥珍。

【附方】

1. 理中安蛔汤 （《类证治裁》）

组成：人参三钱 (9g)，白术一钱半 (4.5g)，茯苓一钱半 (4.5g)，川椒十四粒 (1g)，乌梅三个 (6g)，干姜炒黑，一钱半 (4.5g)。

用法：水煎服。

功用：温中安蛔。

主治：中阳不振，蛔虫腹痛。便溏尿清，腹痛肠鸣，四肢不温，饥不欲食，甚则吐蛔，舌苔薄白，脉沉迟。

2. 连梅安蛔汤 （《通俗伤寒论》）

组成：胡黄连一钱 (3g)，川椒炒，十粒 (2g)，白雷丸三钱 (9g)，乌梅肉二枚 (5g)，生川柏八分 (2g)，尖槟榔磨汁冲，二枚 (9g)。

用法：水煎服。

功用：清热安蛔。

主治：肝胃郁热，虫积腹痛。饥不欲食，食则吐蛔，甚则蛔动不安，脘痛烦躁，手足厥逆，面赤口燥，舌红，脉数。

肥 儿 丸
《太平惠民和剂局方》

【主治表现】面黄体瘦，肚腹胀满，发热口臭，大便稀溏等。

【病机】虫积成疳积，脾胃虚弱，运化下降，积滞成热。

【辨证】虫积脾虚内热证。

【治法】杀虫消积，健脾清热。

【选药与方解】

君：使君子150g——杀虫化积，健脾消疳。

臣：槟榔120g——杀虫消积，导滞下行。

肉豆蔻150g——芳香健脾，涩肠止泻。

佐：神曲300g，麦芽150g——消食导滞，健脾和中。

黄连300g——清泄积滞内蕴之热。

木香60g——辛香行气，消胀止痛。

使：猪胆汁——加强清泄积热。

【用法与运用】

1. 煎服法　共为细末，鲜猪胆汁和为小丸，开水调化，空腹服，每次3g，每日2次。3岁以内小儿用量酌减。

2. 加减运用　脾胃亏虚明显，加党参、炒白术、山药等健运脾胃；积热伤津，加知母、石斛以养阴清热。

3. 现代临床运用　小儿蛔虫症、小儿慢性消化不良等属于虫积食滞、脾虚内热者。

【方歌】

肥儿丸内用使君，豆蔻香连曲麦槟，

猪胆为丸空腹下，虫疳食积一扫清。

化 虫 丸
《太平惠民和剂局方》

【主治表现】发作时腹中疼痛，往来上下，其痛甚剧，呕吐清水，或吐蛔虫。

【病机】肠中诸虫或因脏腑虚实寒热失调，或因饮食不节，苦酸辛咸偏嗜而扰动不安。

【辨证】肠道虫积证。

【治法】驱杀肠中诸虫。

【选药与方解】

鹤虱 1500g——辛苦平，有小毒，驱杀诸虫。

苦楝皮 1500g——苦寒有毒，驱杀蛔虫、绦虫，缓解腹痛。

槟榔 1500g——驱杀蛔虫、绦虫，促使虫体排出。

枯矾 370g——酸寒收涩，解毒伏虫。

铅粉 1500g——有毒，化虫杀虫。

【配伍特点】汇集诸种驱虫杀虫药，药力雄厚，驱杀多种肠道寄生虫。

【用法与运用】

1. 煎服法 共为细末，以面糊为小丸，每次 6g，每日 1 次，空腹时米汤送下。

2. 禁忌证 孕妇忌用，年老体弱者慎用。

3. 加减运用 腹痛剧烈而不排大便者，用大黄煎水送服化虫丸。

4. 现代临床运用 用于肠道蛔虫、绦虫、蛲虫、姜片虫等多种寄生虫的驱杀。

【方歌】

化虫鹤虱与使君，槟榔芜荑苦楝群，

白矾铅粉糊丸服，肠中诸虫皆能除。

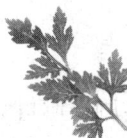

第二十一章 涌 吐 剂

【概念】凡以涌吐药物为主组成，具有涌吐痰涎、宿食、毒物等作用，以治疗痰厥、食积、误食毒物的方剂，统称为涌吐剂。

【适应证】中风、癫狂、喉痹之痰涎壅塞，宿食停滞胃脘，毒物尚留胃中，以及霍乱吐泻不得等属于病情急迫而又急需吐出之证。

【注意事项】

1. 涌吐剂作用迅猛，易伤胃气，应中病即止，年老体弱者、孕妇、产妇均应慎用。

2. 服后呕吐不止者，服姜汁少许，或服用冷粥、冷开水以止之。倘吐仍不止，则应根据所服吐药的不同而进行解救。如服瓜蒂散而吐不止者，可服麝香0.03~0.06g，或丁香末0.3~0.6g解之；若吐后气逆不止，宜和胃降逆以止。假如药后不吐者，常以翎毛或手指探喉，亦可多饮开水，以助其吐。

3. 服药得吐后，须令患者避风，以防吐后体虚而患外感。

4. 要注意调理脾胃，食以稀粥自养，勿骤进油腻及不易消化之食物。

瓜 蒂 散
《伤寒论》

【主治表现】胸中痞硬，懊憹不安，欲吐不出，气上冲咽喉不得息，寸脉微浮。

【病机】痰涎壅滞胸中，或宿食停积上脘。

【辨证】痰涎宿食，壅滞胸脘证。

【治法】涌吐痰涎宿食。

【选药与方解】

君：瓜蒂 10g——味苦，善于涌吐痰涎宿食。

臣：赤小豆 10g——味酸平，祛湿除烦满。

佐：豆豉——轻清宣泄，宣解胸中邪气，利于涌吐，又可安中护胃。

【用法与运用】

1. 煎服法　将 2 药研细末和匀，每服 1～3g，用香豉 9g 煎汤送服。不吐者，用洁净翎毛探喉取吐。

2. 禁忌证　非形气俱实者、宿食毒物入肠、痰涎不在胸膈者禁用；年老体弱者、孕妇、产妇及有吐血史者慎用。

3. 现代临床运用　暴饮暴食之胃扩张、误食毒物、精神分裂症、精神抑郁症等属于痰食壅滞胸脘证者。

【方歌】

瓜蒂散中赤小豆，豆豉汁调酸苦凑，

逐邪涌吐功最捷，胸脘痰食服之瘳。

参考文献

1. 王义祁主编. 方剂学（第二版）. 北京：人民卫生出版社，2009.
2. 段富津主编. 方剂学. 北京：中国中医药出版社，2000.
3. 许济群主编. 方剂学. 上海：上海科学技术出版社，1985.

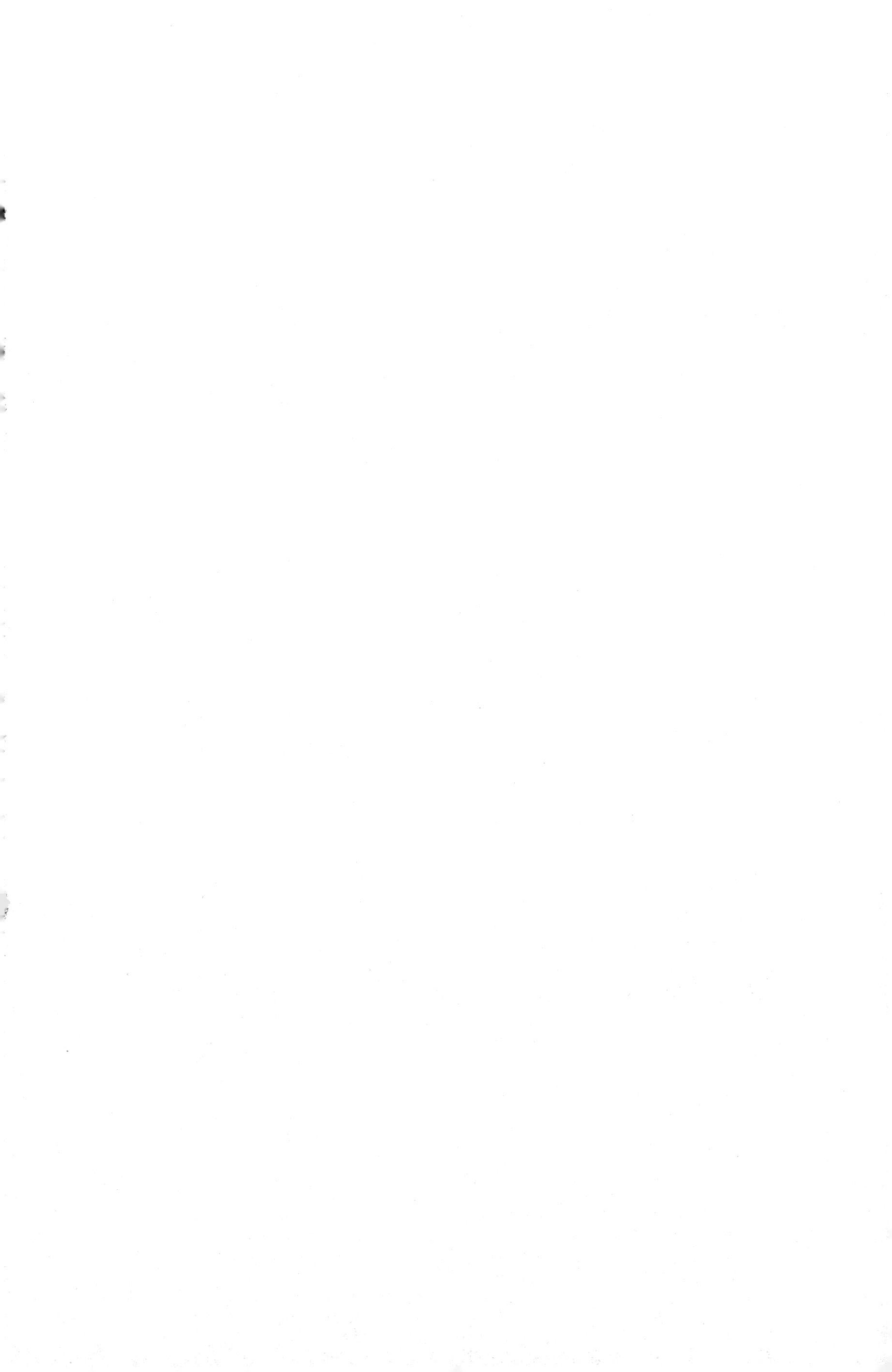